La guerre des trachées

COVID-19 : 2019 - 2024

Les impliqués
Éditeur

Fondée en 2014, notre maison d'édition se consacre à la publication d'ouvrages relevant de divers domaines : littérature, récits personnels, premiers romans et nouvelles, essais en sciences humaines, religion, économie, etc.

Les impliqués ont pour vocation de publier, après sélection, les manuscrits qui leur sont confiés. Ils proposent ainsi aux auteurs de faire de leur projet d'écriture une réalité et d'éditer, après une réelle collaboration avec eux, leur ouvrage issu de leurs souvenirs, de leur imagination, de leurs rêves, de leur recherche ou encore de leur travail.

Serge Camelo

La guerre des trachées

COVID-19 : 2019 - 2024

Roman

Les impliqués
Éditeur

5-7, rue de l'École-Polytechnique – 75005 Paris
www.lesimpliques.fr
contact@lesimpliques.fr
ISBN : 979-10-428-1019-1
EAN : 9791042810191
Pour l'envoi de vos manuscrits : voir à la fin de cet ouvrage

Mes remerciements chaleureux vont à Monsieur Jean-Pierre Dadoune professeur des universités-praticien hospitalier honoraire de la Faculté de Médecine de Sorbonne-Université (Paris), pour ses conseils avisés en tant que premier lecteur et ses encouragements constants depuis de nombreuses années.

Un grand merci également à Monsieur Denis Riflade pour sa relecture bienveillante et professionnelle.

Conception de couverture : Vincent Debonne.

Pour Claire,
A Dino,
A Sadio

« Le vrai champ et sujet de l'imposture sont les choses inconnues. D'autant qu'en premier lieu l'étrangeté même donne crédit ; et puis n'étant point sujettes à nos discours ordinaires, elles nous ôtent le moyen de les combattre. »

Montaigne

Première partie

I

Gare d'Austerlitz, ligne 5 du métro parisien.

« Vive le professeur Raoult ! Vous allez tous crever… Tous les gens vaccinés, là… Oui ! Vous, là ! Et ça sera bien fait pour vos sales gueules… ! Le COVID[1] n'a jamais existé… Ou en tout cas il était facile à soigner, il fallait juste écouter le Pr Raoult. Mais non ! Bien sûr ! Ils ont menti. Oui, les gens du gouvernement, ils ont menti ! Et comme ça, ils ont changé votre ARN ! C'est ça ! Rigolez ! Moquez-vous de moi, mais vous verrez un jour ! »

Les cris dans le métro me sortent de ma torpeur. Je lève la tête de dessus mon bouquin que je viens juste d'ouvrir et qui traite justement des maladies émergentes. Encore un illuminé. L'individu est passablement ivre et il est bien gratiné avec sur le nez son masque à la couleur plus que douteuse. Vu la crasse, ça doit faire des semaines qu'il n'en a pas changé. Au moins, il y a une certaine logique dans ses propos. S'il n'est pas vacciné, il a raison de porter un masque. Cependant, presque cinq ans jour pour jour après la découverte des

1 Evidemment, il devrait parler de **la** COVID-19 et pas **du** COVID-19, en accord avec les recommandations de l'Académie française. Pourtant, les symptômes de cette maladie varient à ce point d'un patient à un autre et touchent un ensemble tellement vaste d'organes, affectant non seulement le système respiratoire mais aussi le système nerveux, les systèmes vasculaire et gastrique entre autres, que la COVID-19 s'assimile plus à un syndrome qu'à une maladie. D'ailleurs, en anglais, le nom du virus responsable de toute cette crise, le coronavirus-2 du syndrome respiratoire aigu sévère, « SARS-CoV-2 », fait directement référence au terme syndrome. Néanmoins, le 11 février 2020 l'OMS (Organisation mondiale de la santé) a bien désigné par l'acronyme « COVID-19 » *COronaVirus associated Infectious Disease-19)* **la maladie** qui découle de cette infection. Subtilités de la langue anglaise et des traductions mais qui ne changent rien en fin de compte à notre affaire si ce n'est qu'elles ont dès l'origine introduit des incertitudes et des suspicions qui n'avaient pas lieu d'être. Alors, autant faire comme tout le monde et parler du COVID-19 pour désigner la pandémie la plus meurtrière depuis un siècle, même si la raison sous-jacente qui me pousse à préférer le masculin au féminin, c'est que le COVID est avant tout un fléau qui a surtout eu pour conséquence de rendre folles les personnes même *a priori* les plus raisonnables. Je veux parler des scientifiques.

premières personnes infectées en Chine, cela fait bien longtemps que plus personne ou presque n'en porte et que l'histoire du COVID-19 est derrière nous. Mais cet individu continue à pérorer et à beugler des insanités et des contrevérités dans le métro.

Il commence sérieusement à m'énerver. Quand je pense à tout ce qui s'est passé. Quand je pense à Sadio… Pendant toute cette histoire, personne n'a agi de façon tout à fait rationnelle, et aujourd'hui encore, certains refusent de regarder les choses en face. Ainsi, contrairement à ce qu'il déblatère, sans les mesures d'éloignement social et sans les vaccins à ARN messager, nous serions tous encore soit confinés, soit morts à cause du COVID-19. Heureusement, nous n'en sommes plus là. Cette pandémie est bien finie et les chances que ça recommence sont inexistantes. La souche Omicron et ses variants successifs donnent des symptômes moins sévères et sa contagiosité est si importante qu'une souche létale, comme les variants originaux du COVID, ne pourrait plus se propager de façon efficace dans la population mondiale.

J'ai envie de me lever et de prendre la parole et de lui répondre pour lui expliquer un peu la situation. Ces histoires de complots, de vaccins soi-disant dangereux et de 5G, c'est ridicule ! Autour de lui, alors qu'il gesticule et va et vient dans la rame du métro, les autres voyageurs s'écartent en baissant la tête pour éviter de prendre un coup malencontreux, et surtout parce qu'ils n'ont plus envie d'entendre parler du COVID, même si eux-mêmes n'y ont rien compris. Mais ils ont abandonné. Ils sont passés à autre chose. Tout le monde, semble-t-il, aimerait que l'épidémie et tous ces évènements rocambolesques que nous avons vécus — le confinement, les interminables polémiques scientifiques et politiques, les couvre-feux, les attestations pour avoir le droit de sortir de chez soi et tous les gens masqués et tous les tests PCR — n'aient été qu'un mauvais rêve. On dirait que nous sommes tous victimes d'un choc post-traumatique à l'échelle de la population mondiale. Comme après une guerre, plus aucun des survivants ne souhaite en parler, ou même s'en rappeler, ou même entendre encore prononcer le mot COVID.

Si je me levais pour leur expliquer, ça prendrait des heures et ils me considéreraient aussi comme un fou. Un obsédé. C'est vrai que je suis toujours hanté par le COVID et que cela me désole que tout le monde prétende qu'il ne s'est rien passé, à part quelques complotistes et moi. Si je me levais et prenais la parole, les autres voyageurs se diraient que c'est une pièce de théâtre, un happening. Tout plutôt que d'entendre reparler de ce sujet. Ils préfèrent rester dans l'ignorance. Plus personne ne souhaite réfléchir ni essayer de dresser un bilan de ce qui s'est passé. Alors, nous sommes toujours coincés entre le discours des autorités, qui considèrent que cette crise sanitaire a été gérée avec la plus grande rigueur et la meilleure efficacité possible, et les élucubrations des complotistes qui prétendent, comme l'autre illuminé qui continue à invectiver les voyageurs du métro, que ce coronavirus a été créé volontairement par l'homme dans un laboratoire de recherche en Chine. Et même si c'était vrai, cela changerait quoi ? On déclarerait la guerre à la Chine ? Evidemment non. Ce qui compte, c'est comment nous avons réagi une fois que la pandémie est survenue, pour minimiser le nombre de décès. Quand je pense qu'il y a encore tous ceux qui croient que les autorités sanitaires ont refusé d'accorder l'autorisation d'utiliser l'hydroxychloroquine ou d'autres thérapies prétendument efficaces (mais qui ne l'étaient pas) pour lutter contre cette infection dans le simple but d'éliminer une partie de la population mondiale, tout cela me déprime.

Alors, même s'il peut sembler un peu tard pour relancer la réflexion sur la gestion du COVID, si longtemps après l'identification des premiers cas, c'est pourtant maintenant qu'il faut analyser les faits, à une distance raisonnable de l'état d'urgence, mais avant que la mémoire ne nous fasse complètement défaut ou que la prochaine pandémie surgisse. Avant que dans quelques dizaines d'années seuls les historiens et les sociologues ne se penchent à nouveau sur les évènements liés au choc causé par l'émergence du COVID. Il est temps de tenter de dresser un bilan objectif des comportements des uns et des autres au cours de cette période et de leurs conséquences. Car tout ceci a bel et bien existé, et il y a encore bien des choses à en dire afin d'éviter la prolifération des complotistes dans les transports en commun et surtout de leurs idées dans les cerveaux des gens raisonnables. Mais c'est inutile, je ne vais pas me lever et improviser une conférence dans le métro. Alors je replonge ma tête dans mon livre et j'essaie de faire abstraction des cris qui redoublent. Mais je n'y arrive pas. Il faut dire que l'ouvrage de vulgarisation scientifique de Jean-Philippe Braly et de Yazdan Yazdanpanah[2] que je suis en train de feuilleter me ramène directement au sujet. Pour tout expliquer, moi aussi il faudrait que j'écrive un livre. Si je savais comment écrire.

Certains, comme le Pr Raoult, Agnès Buzyn, Karine Lacombe, Alain Fisher et Jean-François Delfraissy, l'ex-président du Conseil scientifique, parmi d'autres, ont déjà essayé, au moment même où l'histoire se faisait, de rendre compte de ce qui se passait pendant la pandémie dans les hôpitaux, les comités scientifiques, et au niveau du gouvernement. Mais la position particulière qu'ils occupaient dans ces structures, les uns et les autres, et leur exposition médiatique ne leur permettent pas facilement de dresser un portrait de la pandémie du COVID-19 de manière impartiale, car il y a trop d'enjeux pour eux. En plus, on sait déjà ce qu'ils voulaient exprimer, parce qu'ils l'ont déjà dit à la télévision. Ils ont tous quelque chose à défendre. Ils ont écrit sur la pandémie pour essayer, d'une certaine manière, de se justifier. Pourtant, sans remettre en cause la valeur de leur témoignage, il faudra bien que quelqu'un explique, de la façon la plus honnête possible, pourquoi les Anglais ont réussi, avec leurs essais cliniques centralisés, à déterminer quelles étaient les thérapies efficaces et celles qui ne l'étaient pas. Pourquoi les Allemands et les Américains ont mis au point des traitements « préventifs » et surtout les vaccins qui nous ont sauvés. Et pourquoi la France en revanche n'a produit aucun vaccin, aucun traitement. La France n'a été qu'à la

---

2 *Les maladies émergentes*, éditions Quae, 2016.

source de la plus grosse controverse scientifique des dernières années sur la prétendue efficacité de l'hydroxychloroquine. Pourtant ce ne sont pas les brillants chercheurs qui manquent ici. Mais même s'ils savaient pourquoi (mais je ne pense pas qu'ils en soient conscients, justement à cause de leur implication dans les organes de décision scientifiques), ils ne pourraient pas expliquer les raisons de l'échec de la recherche française dans la lutte contre le COVID. Pour eux, ils ont fait de leur mieux et cela suffit à tout justifier. Pas pour moi. Pas après ce qui est arrivé à Sadio. Pas après toutes les erreurs scientifiques qui ont été commises.

Je pose ma tête contre la vitre du métro qui quitte lentement la station. Les images du présent s'effacent petit à petit et font place à celles du passé. Il faudrait que j'arrive à écrire pour sortir tous les souvenirs qu'il y a en moi et qui m'empêchent de reprendre le cours de ma vie d'avant. Je m'imagine déjà tout raconter de façon objective sans tomber dans la caricature et avec un peu de recul, et un peu d'humour. Je rêve que je suis invité pour présenter mon livre à « La grande librairie ».

« Bonjour, je m'appelle Victor Malus. Je suis un illustre inconnu et cela fait longtemps que je ne suis plus dans le circuit officiel de la recherche, que je n'ai aucun poste ni à l'INSERM, ni au CNRS, ni dans aucun organisme de la recherche publique en France et je n'ai pas grand-chose à défendre. Pourtant je connais assez bien cette maladie, parce que j'ai participé à la conduite d'un essai clinique montrant l'efficacité d'un candidat médicament chez les patients hospitalisés à cause du COVID-19. Même si les résultats positifs de cette étude ont été publiés dans l'indifférence générale, de cette position légèrement en surplomb par rapport à l'enchaînement des évènements, j'ai pu observer les comportements des uns et des autres pendant cette pandémie. Comme personne ne me connaît, j'ai pu raconter librement comment les choses se sont passées (du moins de mon point de vue). Mais bon, je ne suis pas un écrivain professionnel et témoigner est un exercice difficile. Alors, pour arriver à relater l'histoire du COVID en tâchant de garder le plus possible une vision impartiale des évènements, comme tout bon scientifique devrait essayer de le faire, tout en m'adressant à un lectorat n'ayant *a priori* aucune connaissance préalable en biologie, j'ai cherché à être à la fois totalement explicite et exhaustif et à rendre la lecture aussi vivante que possible. Face à cette double contrainte de rigueur scientifique et de lisibilité, je me suis lancé dans un exercice de style, un peu comme une sorte de poésie de l'exactitude. »

II

Quelque part au-dessus de la Seine.

Pendant que le métro semble planer presque sans bruits ni frottements au-dessus de l'eau grise du fleuve, mon regard se perd sur l'horizon, au-delà de l'Institut de la mode biscornu, vert pomme électrique, et s'arrête au loin sur les cheminées de l'un des incinérateurs qui crachent les fumées des ordures de la ville, orangées sous l'effet des derniers rayons du soleil couchant. Mes pensées flottent loin d'ici, à une autre époque.

Mes premiers souvenirs en lien avec le COVID remontent à il y a presque cinq ans dans un train à grande vitesse en partance pour Bourg-Saint-Maurice. Comme tous les ans, la première semaine de février, je vais skier avec des amis, et cette année les conditions du séjour s'annoncent idéales : la neige et le beau temps sont de la partie. Pierre-Marie s'est installé à côté de Mathieu qui me fait face dans notre petit « carré à quatre ». Chacun a déballé ses sandwichs, ses livres et ses revues : *La Peste* et le magazine *Books* pour Mathieu. Moi, j'ai sorti deux plaquettes de chocolat au riz soufflé, mes mensuels dédiés à l''aviation, et mon *Albertine disparue*. Depuis trois années, pendant nos séjours au sommet, je me plonge dans la lecture d'un tome de *La Recherche*. A chacun son Everest et j'aime le calme et l'air frais de la montagne quand je lis du Proust. Pierrot, de son côté, a ouvertsur la petite tablette repliable devant lui *L'Equipe Mag* et avant d'entamer la lecture du dernier Connelly et avant même que le train ne démarre, il me regarde et m'interpelle avec un air narquois :

« Victor, tu en penses quoi de ce nouveau virus chinois ? »

En ce 2 février 2020 et depuis une quinzaine de jours déjà, les mots « Wuhan », « pangolin » et « coronavirus », qui ne s'appelle pas encore SARS-CoV-2 mais 2019-nCoV, ont fait irruption dans les discussions. Depuis deux jours, l'Organisation mondiale de la santé

(OMS) a même émis une urgence de santé publique de portée internationale. Le 30 janvier, dans le monde, sept mille huit cent dix-huit personnes infectées dont quatre-vingt-deux cas en dehors de la Chine ont été dénombrés, et la transmission interhumaine du virus semble avérée.

« En tant que chercheur, tu dois bien avoir un avis ? »

Le ton un peu moqueur de Pierrot quand il m'interroge ne me surprend qu'à moitié car même si je n'ose pas trop me l'avouer, je suis ce que l'on appelle un chercheur raté. En un peu plus de vingt ans de carrière, je n'ai publié qu'un peu plus d'une trentaine d'articles scientifiques, ce qui est résolument peu, surtout comparé avec mes anciens condisciples du DEA (master 2) d'immunologie de l'Institut Pasteur, édition 1995-96, qui comme moi effectuaient leurs recherches dans l'un des laboratoires du prestigieux institut. A cette époque, nous nous appelions entre nous « l'immuno-gang », mais depuis lors, Jean-Baptiste, Pierre, Bernardo et Philippe avaient tous suivi un parcours sans faute, travaillant dans les centres de recherche les plus renommés de France et du monde : l'Inserm, l'Institut Pasteur et l'Institut Curie, Rockefeller, Princeton, le King's College de Londres, l'université de San Francisco en Californie et j'en passe. Depuis, ils étaient tous revenus diriger des équipes de recherche en France et publier à tour de bras. Plus de cent articles pour certains, le plus souvent dans des revues prestigieuses : *Sciences*, *Nature*, *Immunity* entre autres. Tous, sauf moi qui suis un abonné des revues à faible facteur d'impact. S'ils en étaient arrivés là, c'est qu'ils avaient travaillé comme des forcenés, ne comptant pas les heures, la nuit comme le jour, mais d'abord parce qu'ils étaient particulièrement brillants. D'une certaine manière je l'étais aussi, et sans une pointe de malchance et surtout beaucoup de manque de travail et de maturité de ma part, ma carrière aurait pu également suivre le chemin de l'excellence. Pourtant, l'année précédente, j'avais eu la chance de faire mon stage de maîtrise (master 1) dans le laboratoire du professeur Luc Montagnier et j'avais ensuite rejoint l'unité de biologie des rétrovirus dirigée par le Pr Françoise Barré-Sinoussi pour travailler sur le virus de l'immunodéficience humaine (VIH). C'était très prometteur et flatteur de savoir que je faisais mes études dans les laboratoires de ces deux sommités qui en 2008 se verraient décerner le prix Nobel de médecine pour l'identification du virus du SIDA en 1983.

Cependant pour moi, en 1996, les choses avaient vite mal tourné. Après des mois de recherche infructueuse, j'avais fait disjoncter plusieurs appareils électriques du laboratoire, et à la fin de l'année j'avais lamentablement échoué lors de ma présentation devant le jury du DEA qui attribuait les bourses de thèses. J'avais été convoqué dans le bureau de Françoise Barré-Sinoussi dont la porte d'entrée surmontée par la citation tirée de *L'Enfer* de Dante : « Lasciate ogne speranza, voi ch'entrate » (laissez toute espérance, vous qui entrez), me faisait frémir à chaque réunion de laboratoire. Elle m'avait gentiment expliqué que je n'étais pas assez mûr pour devenir chercheur. A la place, elle m'avait écrit une lettre de recommandation pour postuler à un poste de technicien ou d'ingénieur de recherche dans un laboratoire de mon choix. Elle avait terminé son discours en précisant que l'on pouvait très bien être heureux en étant technicien de laboratoire. Chose dont je ne doutais pas, mais je ne m'y voyais pas. Je n'aimais pas trop « maniper ». Je ne suis malheureusement pas du tout manuel, complètement incapable de planter un clou dans une quelconque surface, ce qui est très handicapant car les grands scientifiques sont à la fois dotés de capacités conceptuelles et d'imagination à l'origine des découvertes et de l'habileté manuelle et pratique qui permet de les réaliser. Toutefois, malgré ce premier avertissement, et le fait que je n'avais pas obtenu cette fameuse bourse de thèse, j'avais persévéré dans mon erreur. J'étais un passionné.

Grâce à l'aide financière de ma famille, j'avais pu m'inscrire en thèse après avoir fini par trouver, par miracle, un laboratoire qui travaillait sur le virus de la rage dans le département de virologie, toujours à l'Institut Pasteur, et qui voulait bien m'accueillir. Les trois années suivantes furent assez pénibles, surtout de mon propre fait. Au début, je m'étais bien entendu avec mes collègues et en particulier les autres étudiantes du laboratoire, mais petit à petit les relations s'étaient tendues, au point qu'à un certain moment je ne parlais plus à personne. Je me sentais mal, et mes recherches n'avançaient pas. Je manipulais sans conviction, tout l'après-midi jusqu'à tard le soir. Je me trouvais mieux tout seul. A la nuit tombée, j'allais analyser au cytomètre de flux les cellules immunitaires que j'avais isolées à partir de cerveaux de souris infectées par le virus de la rage. L'appareil d'analyse se situait au sous-sol du bâtiment de virologie. La cytométrie de flux en était encore à ses balbutiements. Il fallait un certain temps pour que les points, qui représentaient chacun une des cellules préalablement marquées avec des anticorps couplés à des fluorochromes, se répartissent sur l'écran en noir et blanc de l'appareil. L'intensité de lumière que les cellules réfléchissaient à la suite de la stimulation par le laser de la machine était proportionnelle à la quantité des molécules qu'elles exprimaient à leur surface. Et l'emplacement des points sur l'écran dépendant de l'intensité lumineuse des cellules, permettait de définir la nature et la quantité des molécules qu'elles exprimaient. Comme pour une carte d'identité, chaque type cellulaire exprimait un ensemble de marqueurs spécifiques qui permettaient de les différentier. Ainsi, grâce à l'expression de chaque marqueur, on pouvait quantifier chaque population cellulaire présente dans le cerveau à un temps précis après le début de l'infection par le virus de la rage.

Mes recherches avançaient lentement, en revanche mes connaissances bibliographiques prenaient de l'ampleur. Juste à côté de la pièce renfermant le cytomètre de flux, se trouvait la bibliothèque du département. Tous les numéros des revues scientifiques à la mode à l'époque comme les *Journal of Immunology*, *Journal of Virology*, *Nature Medicine*, J*ournal of Experimental Medicine* et beaucoup d'autres, y étaient soigneusement rangés et conservés. Je mettais à profit le temps entre l'analyse de deux tubes pour lire compulsivement des articles scientifiques sur des thèmes très divers. L'avantage de travailler dans un domaine qui n'intéresse personne comme l'infection par le virus de la rage, c'était qu'il n'y avait pas plus de trois nouveaux articles publiés sur le sujet par an, ce qui me donnait tout loisir pour étendre ma culture scientifique bien au-delà. J'étais subjugué par les travaux de Rolf Zinkernagel, à Bâle, qui avait avancé l'hypothèse que les protéines de certains virus possédaient des similitudes moléculaires avec des protéines humaines et que la réponse immunitaire dirigée contre ces molécules virales pouvait également reconnaître et considérer les protéines endogènes qui nous composent comme étrangères. La théorie du « mimétisme moléculaire » pouvait expliquer l'apparition des maladies auto-immunes et avait valu l'attribution du prix Nobel de médecine en 1996 au chercheur suisse et à son collègue australien Peter Doherty.

L'esprit humain se trouve parfois confronté à des énigmes scientifiques qui peuvent paraître comme étant les plus complexes. Toutefois, contrairement à ce que l'on pourrait imaginer, la plupart des mécanismes qui régissent le monde de la biologie sont en fait des éléments simplistes d'un jeu trivial. Par exemple, les interactions ligands-récepteurs ressemblent fort à une clef qui rentre dans sa serrure, et les boucles de rétrocontrôle, qui assurent l'homéostasie des systèmes biologiques, peuvent s'imaginer, pour simplifier un peu, comme des problèmes de baignoires qui se vident et de robinets ouverts ou fermés. C'est à peu près tout. La seule difficulté réside dans le fait que ce sont des problèmes qui englobent des milliers de robinets et de baignoires et que le trousseau contient une multitude de clefs qui ouvrent une quantité de portes souvent supérieure. Il faut aussi apprendre un grand nombre de termes et d'acronymes. Mais mis à part ça, pour ce qui est de la logique, la biologie n'est pas très compliquée. Au contraire, c'est un domaine où l'esprit peut s'évader et où un chercheur peut donner libre cours à son intuition et à sa créativité.

Mais les exigences pour un thésard vont bien au-delà de la simple intuition, de la compréhension de ces mécanismes ou de l'enseignement du jargon biologique. Une thèse est avant tout l'apprentissage de la méthode scientifique. Durant ces années, au laboratoire, j'étais en train de l'intégrer, de l'imprimer dans mon cerveau et dans mes os façon *Full Metal Jacket* : à la dure. Au bout de deux ans de demandes de financement infructueuses, ma directrice de thèse avait finalement réussi, pour pallier le fait que je n'avais pas obtenu de bourse de thèse, à me trouver un contrat rémunérateur en collaboration avec l'Institut Pasteur de Lyon et les Laboratoires Bio-Mérieux. Dans le cadre de ce travail, je devais étudier la sélection des clones de lymphocytes T induit par un nouveau virus appelé MSRV, isolé à partir de tissus neuronaux de patients ayant une sclérose en plaques. D'après le scientifique à l'origine de ce projet, ce virus, suivant l'hypothèse du mimétisme moléculaire, pouvait potentiellement être responsable de cette maladie. Grâce à ce partenariat, j'avais été capable de subvenir à mes besoins et ainsi finir mes propres études et publier les quelques articles présentant mes travaux de recherche qui étaient requis pour ma soutenance de thèse. Finalement, le 16 février 2001, juste après mes trente ans, j'avais enfin réussi à passer ma thèse de sciences, option immunologie de l'université Paris VI, dont le titre ronflant et comme souvent un peu ridicule et pompeux — *Etude du rôle des facteurs immunologiques dans la susceptibilité des souris à l'encéphalite rabique aiguë* — me faisait toujours penser à celui de la thèse sur *Les chevaliers paysans de l'an mil au lac de Paladru* soutenue par Agnès Jaoui dans *On connaît la chanson* d'Alain Resnais, sorti à la même époque.

Mais peu m'importait que ce travail soit un peu inutile et gratuit. J'en avais bien assez soupé de la recherche et on ne m'y reprendrait plus. Promis ! C'était bon ! J'avais assez donné. J'étais enfin débarrassé. J'étais enfin docteur. Fini les cellules et les molécules, j'allais enfin pouvoir me lancer dans la vraie vie. Une société de services informatiques m'avait contacté pour me proposer une formation de codeur, sous prétexte qu'un scientifique, ça s'y connaît forcément en ordinateurs. A moi les costards-cravates, les boulots dans les services informatiques des grandes banques, la vie rangée, se poser. La vie d'adulte. Fonder une famille. Le bonheur tranquille, en somme.

Mais, contrairement à ce que…

III

Quai de la Rapée, ligne 5 du métro.

Le hululement caractéristique du métro qui rentre sous terre en tournant presque à angle droit me sort brutalement de ma torpeur, comme à l'époque la voix de Pierre-Marie qui attendait toujours la réponse à sa question sur le virus chinois avait retenti à nouveau à mes oreilles et m'avait extirpé de mes rêveries.

« Hé, ho ? Victor, tu m'écoutes ? Alors tu en penses quoi ?

— Hein ? Oui bien sûr, j'ai un avis scientifique très précis sur les évènements en cours dans la province chinoise. Mais…

Ma réponse se fait hésitante :

— Heu… Ecoute, je préfère t'en parler plus tard. C'est un peu complexe. On en discutera quand on sera arrivés. »

Je revois la scène. Une femme d'une petite cinquantaine d'années vient de s'asseoir à côté de moi et ainsi de compléter le « carré à quatre » inventé par la SNCF. Le train est bondé, je fais un rapide calcul. Il doit y avoir au moins mille personnes dans ce TGV qui ne se doutent de rien. Et moi, je suis terrorisé. J'ai menti à Pierrot, il n'y a rien de complexe dans cette histoire de virus. Au contraire, c'est limpide et clair ! Ce qui se passe en Chine est une catastrophe ! Mais si je lui dis ce que je pense maintenant dans ce train rempli à ras bord de vacanciers, je vais créer la panique. Si les gens savaient, ils deviendraient hystériques. Ou alors, c'est moi qui le suis ? Il faut que je me calme. Qui suis-je, après tout, pour savoir ? Je suis un obscur chercheur et il m'est arrivé des milliers de fois de me tromper. C'est même en quelque sorte mon métier de me tromper. Mais là ! C'est tellement évident, ce qui va se passer. Comment pourrais-je faire fausse route ?

Au laboratoire, nous avions discuté mi-janvier des nouvelles en provenance de Chine et une de mes collègues avait passé la tête dans notre bureau pour annoncer tranquillement que la mortalité du « virus chinois » était estimée à seulement trois pour cent. Trois pour cent ! J'avais été estomaqué. Clairement, elle n'avait pas réalisé l'énormité de ce qu'elle venait de dire. Trois pour cent : c'est horrible ! Vous vous rendez compte ! Ce virus s'attrape en respirant. Or, jusqu'à preuve du contraire, sur terre tout le monde respire. Huit milliards d'individus qui respirent et trois pour cent de mortalité, ça veut dire potentiellement deux cent quarante millions de morts ! Plus que toutes les victimes des deux guerres mondiales, de la grippe espagnole et des famines au XXe siècle en Russie et en Chine réunies. A côté, la Seconde Guerre mondiale apparaîtra comme une vulgaire plaisanterie. Et nous voilà tranquillement installés, comme si de rien n'était, en train de râler parce que l'on est un peu à l'étroit et que nos jambes s'entrechoquent dans ce wagon de seconde classe. Et personne n'a encore compris ce qui est sur le point d'arriver. Je croque nerveusement dans mes tablettes de chocolat au riz soufflé tout en tentant de paraître calme. Rester calme ! Au secours ! J'essaie de penser à autre chose en plongeant la tête dans mon livre, *Albertine disparue*. Mais bon Dieu où est passée Albertine ! Nous allons tous finir comme Bruce Willis dans *L'Armée des douze singes*, sous terre et à moitié zinzins. Nous sommes sur le Titanic au moment où il vient de se fracasser sur un iceberg et j'ai l'impression d'être la seule personne à en avoir ressenti le choc. Voilà ce que je pense, en regardant Pierrot à la dérobée pour qu'il ne voie pas mes yeux affolés. L'insouciance vient de disparaître.

Six jours plus tard, les gants, les masques et les bâtons de ski sont épars dans l'appartement. Nous sommes encore mal réveillés, à moitié équipés, mais c'est la dernière journée du séjour et il faut absolument en profiter. Nous nous croisons comme des ombres, en combinaisons qui crissent et se froissent quand nous marchons dans l'appartement. Des pieds en chaussettes avoisinent ceux déjà empaquetés dans les chaussures de ski et qui font un bruit sourd sur la moquette. Il faut finir les restes, prendre les dernières mandarines, les barres chocolatées qui n'ont pas trouvé preneur jusqu'à aujourd'hui. Je me retrouve avec un Lion et deux Bounty, ça ira. Je me confectionne des sandwichs mixtes : beurre, jambon de pays, rebloch' et un vieux bout de tome pour compléter. Tant pis pour les cornichons. Il n'y en a plus. Bon, maintenant, est-ce qu'il va faire beau aujourd'hui ou est-ce que ce sera une journée blanche comme hier ? Mes amis scrutent le ciel pour en savoir plus. Ils attendent avec impatience la météo des stations à la télévision en espérant voir des grosses boules jaunes s'afficher sur la carte des Alpes. Moi, je guette avec inquiétude les informations en provenance de Wuhan. Combien de morts aujourd'hui ? Quatre-vingt-neuf nouveaux morts. Avec huit cent onze au total, on vient de dépasser le nombre de victimes du SRAS en 2003. Mais heureusement, le nombre de contaminations tend à diminuer depuis quelques jours. Et suite aux images choquantes de cadavres laissés à même le sol dans les rues, les Chinois n'ont pas lésiné sur les moyens. Ils ont construit un hôpital géant en moins de dix jours, on parle de confinement de toute la région du Hubei. Cinquante-six millions de personnes captives chez elles. C'est du jamais-vu. J'espère que ça n'arrivera pas chez nous, mais ça a l'air d'aller mieux. Peut-être que l'on a échappé à la grande catastrophe et que je me suis inquiété pour rien ? Je suis toujours un peu excessif. Hier soir, j'ai encore tenu un discours ultra-alarmiste à table. J'ai parlé de Bruce Willis, de *L'Armée des douze singes*, de millions de morts, lâché que Donald Trump avait raison, qu'il fallait fermer les frontières, mais pas seulement celles avec la Chine, les frontières avec tous les pays. J'avais lourdement insisté :

« Il faut complètement isoler la France !»

Mais l'énormité de ce que j'ai dit m'avait surpris moi-même. Cela signifiait un monde avec des frontières étanches partout. Sans échanges, sans voyages, sans vacances à l'étranger. Quel gouvernement démocratique aurait la volonté politique suffisante pour imposer la fermeture complète des frontières ? Et l'économie mondiale ? Pourtant, d'un point de vue purement épidémiologique et virologique, ça serait la seule solution. Les voyages ne se font pas que d'un pays A vers un pays B, on peut aussi passer de A à B en traversant des pays intermédiaires. J'ai même osé dire que d'ici quelques mois, tout le monde se ficherait comme de l'an quarante de cette affaire de harcèlement sexuel qui touche la sphère du patinage artistique et dont tout le monde parle. On sent bien d'ailleurs en regardant les informations que les journalistes hésitent à ouvrir leurs journaux télévisés, soit en donnant la priorité à ce qui pour le moment est encore une épidémie qui paraît lointaine, soit aux révélations de Sarah Abitbol[1]. Et moi je sais bien que bientôt, ils n'hésiteront plus. Hier soir, mes amis m'ont regardé avec des yeux écarquillés, ils ont dû me prendre pour un fou. Et c'est vrai que j'ai toujours tendance à en faire trop. Ce matin, je finis d'emballer mon sandwich tout en croisant les doigts mentalement en souhaitant que ça s'arrête. Ça va aller, ça ira. J'ai dû exagérer, les choses vont sûrement s'arranger d'elles-mêmes… J'espère.

Le matin du 10 février, dans le train du retour, dans la même configuration que dans le carré à quatre de l'aller, Pierrot et Mathieu somnolent, fourbus par une semaine intense physiquement. Les muscles tirent et moi-même, je sens mes paupières se fermer. Je fais défiler paresseusement les nouvelles du monde sur l'écran de mon téléphone portable. Soudain, mon cœur s'arrête de battre, j'ai le souffle coupé. J'ai envie de sortir du train en passant directement par la fenêtre. Je me prends la tête à deux mains. Je souffle, je souffre, ça y est, le cauchemar a pris forme humaine. Le cauchemar a un nom : Contamines-Montjoie ! Le bien nommé. « Bienvenue dans ce typique village de montagne niché au pied du Mont-Blanc. Tous les ingrédients sont réunis dans cette authentique station, conviviale et propice au partage, pour s'immerger au cœur d'une nature et d'une culture préservées… Idéal pour se ressourcer ! », proclame fièrement

---

1 https://www.huffingtonpost.fr/justice/article/affaire-sarah-abitbol-une-enquete-ouverte-pour-viols-et-agressions-sexuelles-sur-mineurs_158953.html

l'office du tourisme. Tu parles ! Premier cluster en France, causé par un touriste britannique qui, après un séminaire de travail à Singapour, a séjourné dans cette bourgade fin janvier. Il nous fait un remake du *Patient anglais*, et moi je suis au bord de la psychose. Je vous le dis, c'est un scénario hollywoodien. De retour en Angleterre, il vient d'être identifié comme porteur du virus. J'imagine le pire ! Ce « patient zéro anglais »-là a dû disséminer le virus dans la moitié du pays. Sur place, il a dû contaminer, c'est le cas de le dire, tout le village : la boulangère quand il s'achetait son pain et ses croissants, les barmans, les caissières, et puis comment est-il rentré en Angleterre ? Il a sûrement pris le train ? Il a dû transiter par la gare du Nord pour prendre l'Eurostar ? Si c'est le cas, il a laissé sur place des centaines de personnes infectées tout le long de la vallée du Rhône, à Paris, en Picardie. Comme une traînée de poudreuse virale qui va embraser l'Europe. Tout schuss ! Ça y est, nous sommes tous morts, victimes de notre attractivité touristique. Laissez-moi sortir de ce train ! Je veux sauter en marche !

A peine rentré dans mon appartement, je file encore en chaussures de randonnée et avec mon blouson de ski faire des provisions pour le confinement qui me semble imminent. Du papier toilette, voyons… plein, et aussi des surgelés, plein, des pâtes, du riz, des steaks hachés, du café, du thé, et des conserves, beaucoup de conserves. J'ai l'air malin, habillé comme ça, encore en blouson de ski et avec mes chaussures de randonnée, hagard, en train de faire des courses fiévreusement pour quatre au milieu des rayons et des autres clients qui font leurs achats tranquillement. Où avais-je la tête ? Il me faut aussi du gel hydro-alcoolique et des masques. Par chance, à la pharmacie en face de chez moi, ils en ont une petite boîte qu'ils vendent à l'unité. J'en prends une dizaine, ça suffira bien pour sortir faire des courses pour approvisionner ma mère, quatre-vingt-cinq ans, pendant le confinement qui, c'est sûr, est inévitable. J'espère juste que les magasins d'alimentation seront encore ouverts. Qui sait si, comme en Chine, tous les commerces ne seront pas tous fermés ? La fin du monde est pour demain. Il vaut mieux se tenir prêt.

IV

Sous terre, le long du bassin de l'Arsenal.

Puis c'est l'attente. Et à ma grande surprise, il ne se passe rien. Absolument rien de ce que j'avais prévu. Le cluster du village de Contamines-Montjoie n'a pas l'air d'avoir disséminé plus que ça. Fausse alerte. La Terre ne s'est pas arrêtée de tourner, le sol ne s'est pas ouvert sous nos pieds. Des pluies de grenouilles géantes ne se sont pas abattues. Les sept plaies d'Egypte, c'était du bidon. Je me demande si c'est une bonne nouvelle et si je dois me réjouir de m'être fourvoyé sur toute la ligne. Mon estime de moi est en berne. Pourtant, j'étais sûr de mon analyse. Il va me falloir des mois pour finir mon stock de conserves. Dire que le soir de mon retour, j'avais appelé en panique ma famille et mes amis pour les prévenir : « Faites des réserves, partez à la campagne, planquez-vous, sauvez-vous. »

Mais excepté ma mère, personne ne m'avait cru. J'avais eu pour réponses à mes suppliques des « Mais non, tout va bien, la Chine c'est loin » (vous êtes sûrs ?), « C'est un virus saisonnier » (ah bon ? Première nouvelle, je n'étais pas au courant), « C'est une petite grippe, comme tous les ans », « Il va faire beau et chaud et le virus va disparaître » (comme ça ? Tout seul ?), « J'ai du boulot, je ne vais pas partir en province pour une épidémie sans intérêt », « Nous avons le meilleur système de santé du monde. » Personne ne prend ce que j'annonce au sérieux.

Evidemment, je dois admettre que les apparences me sont contraires. Tout va bien ! A part quelques « clusters » dans le nord de la France, tout est sous contrôle. On continue à sortir le soir, à voir des amis, à boire des coups, à se prendre la tête au boulot comme si de rien n'était. Je vais au volley comme d'habitude, en pensant à chaque fois que c'est la dernière session d'entraînement. Mais non, il y en a toujours une après. A chaque fois, je me dis : combien d'entre nous seront morts à la fin de cette aventure ? Et en même temps, il ne faut surtout pas paniquer les gens. A quoi bon ? J'avais appelé un ami, et je n'avais pas osé lui dire que la catastrophe s'approchait parce qu'il revenait de vacances et que ses enfants riaient dans la voiture et je n'avais pas voulu leur casser le moral, gâcher ces derniers moments de bonheur. Et puis je suis comme tout le monde, moi non plus je n'ai pas envie de voir la catastrophe arriver. Nous sommes allongés sur une plage et la vague d'un tsunami s'apprête à nous emporter, nous la distinguons de loin et pendant qu'elle s'approche inexorablement, nous préférons l'ignorer et nous passer de la crème solaire dans le dos. Nous allons tous mourir, alors au moins ne gâchons pas nos derniers moments de bonheur et d'insouciance. Profitons de la vie tant qu'il en est encore temps.

Après tout, qui suis-je pour alerter les gens et gâcher leur bonheur ? Les temps sont durs pour les lanceurs d'alerte et les oiseaux de mauvais augure. D'ailleurs, le 6 février 2020, le Dr Li Wenliang, qui avait tenté de prévenir de la gravité de la situation sanitaire dès le début du mois de décembre, est mort du COVID-19. Entre-temps, il avait subi un interrogatoire de la police chinoise, accusé de propager de fausses informations contraires aux intérêts du gouvernement de Pékin. Le Dr Li Wenliang était un homme courageux, un vrai héros. Je n'ai pas ce courage. Je ne suis pas un héros. Tant pis. Je fais comme tout le monde. J'attends la vague. Mais ce n'est pas une vague qui s'abat sur nous, c'est un coup de tonnerre dans le Landerneau politico-médiatique, Benjamin Griveaux a été pris le sexe dans le sac. Malgré la devise de la capitale, *Fluctuat nec mergitur,* sa candidature à la mairie de Paris tombe à l'eau. *Sic transit gloria mundi.* Peu me chaut, je ne comptais pas voter pour lui de toute façon, et puis, ah ! c'est vrai, j'habite Saint-Denis depuis huit ans. J'ai toujours le réflexe de me croire Parisien. Qui pour le remplacer au pied levé ? Qui ? Non, c'est impossible, c'est une plaisanterie. Agnès Buzyn ? La ministre de la Santé et des Solidarités ? Notre mère à tous en temps de pandémie veut devenir maire de Paris ? A Paris, à défaut de grives on mange de la buse. Je suis sidéré. Elle qui il y a encore quelques jours jurait par tous les saints que jamais au grand jamais elle ne briguerait un mandat en cette période difficile qui s'annonce. Elle qui soi-disant n'avait pas le temps de s'occuper de sujets aussi futiles qu'une campagne électorale, comparée à l'urgence sanitaire qui se profile. Pourtant, le 17 février, c'est chose faite, sa candidature est officielle. Et de pleurer comme une Madeleine, d'inonder de larmes (de crocodile ?) son pupitre face aux journalistes réunis au moment de faire ses adieux à son ministère. Il paraît qu'on lui aurait forcé la main, qu'elle ne voulait pas partir parce qu'elle avait tout compris à ce qui allait advenir. Quelle blague. Où est la logique ? Si elle avait compris, elle aurait dû faire un scandale, crier, alerter les Français, tenir des conférences de presse, prévenir le gouvernement quitte à démissionner pour être libre de ses gestes et de sa parole. Rien de tout ça. J'espère qu'au moins elle a bien prévu son coup, qu'avec le professeur Salomon ils ont vérifié les stocks de masques, préparé les hôpitaux à la crise, renforcé les effectifs, pensé à des surblouses et des gants en masse pour les soignants ? J'imagine que c'est ce qu'aurait fait Roselyne Bachelot à sa place. Il faut dire que madame Bachelot est pharmacienne de formation et le rôle d'un pharmacien hospitalier, c'est de vérifier les stocks. Les médecins, comme madame Buzyn, eux, soignent et rassurent. Mais comment faire pour soigner si vous n'avez pas le matériel adéquat ?

En même temps, je n'aimerais pas être ministre de la Santé en ce moment. Vu ce qui nous attend, il vaut mieux un ministre qui ne fondra pas en larmes aux moindres difficultés. C'est finalement peut-être une bonne chose que madame Buzyn ait eu « le courage » de laisser sa place ? J'espère juste que les Parisiens ne se feront pas avoir et s'arrangeront pour qu'elle ne soit pas élue. La sagesse du corps électoral est imprévisible mais elle s'est régulièrement révélée dans de telles circonstances. Malgré les opinions si divergentes qui y coexistent, le verdict des urnes apporte souvent un compromis plein de finesse. N'en déplaise à certains esprits chagrins, vive la démocratie ! Au pire, pour madame Buzyn, elle finira par échouer dans un vulgaire poste au siège de l'OMS en Suisse. Fi de la compétence, ces gens ont de l'entregent et de la ressource. N'est pas

Simone Veil qui veut. J'espère surtout que le nouveau ministre de la Santé et des Solidarités qui la remplace sera à la hauteur de la tâche immense qui l'attend. Qui vivra Véran.

V

Bastille.

La sonnerie du métro sonne et les portes se referment avec fracas. Puis c'est enfin le silence. Ouf ! L'autre individu s'est fait la malle. Il est sorti finalement, plus de cris et d'injures. Il est parti répandre la mauvaise parole sur d'autres lignes de métro. Les gens dans la rame se regardent du coin de l'œil, soulagés. On peut passer à autre chose, comme si son intrusion n'était plus qu'un mauvais rêve. Comme s'il n'avait en fait jamais existé. On peut se sentir rassuré. Comme au début de la pandémie, quand le virus semblait encore loin et que personne ne voulait vraiment y croire, prêts à fermer la parenthèse de la mystérieuse grippe chinoise. Encore prêts à accepter tous les discours rassurants du ministère de la Santé et des spécialistes à la télé. A l'époque selon eux, le virus ne passera pas.

Pourtant des vidéos du confinement à Wuhan commencent à faire leur apparition sur les réseaux sociaux. Il y a maintenant un mois que les habitants du Hubei sont enfermés chez eux. Certaines personnes bouclent leurs voisins de palier en barricadant les portes de l'extérieur. Je ne connais pas bien mes voisins et je commence à me dire que d'avoir fait des réserves de nourriture, ce n'était pas si bête. Des vidéos plus légères du confinement sont aussi diffusées sur les chaînes de la télévision française. En particulier aux alentours de cette période, « 28 minutes », l'*Access prime time* d'Arte, passe la vidéo d'un habitant de Wuhan qui a couru quarante-deux kilomètres, l'équivalent d'un marathon, autour de la table de sa salle à manger. Tous les invités et les présentateurs éclatent de rire ! Une colère violente explose en moi. J'ai envie de casser mon poste de télévision. Mais oui bien sûr, c'est si comique ! Ils ne conçoivent pas que cela nous pend au nez. C'est désespérant, même les gens censés être intelligents, les intellos, les férus de culture sont aveugles. Par racisme anti-Chinois primaire, ou bien alors cet éclat de rire gras est un signe de nervosité parce que tout le monde commence quand même à sentir le danger arriver.

En effet, en Europe aussi la situation se tend. Mes amis italiens qui jouent depuis plusieurs années au sein de mon club de volley-ball s'inquiètent, à juste titre, pour leurs proches qui vivent là-bas. Le nombre de cas augmente rapidement, et on déplore les premiers morts dans les régions du nord de la botte et en particulier en Vénétie. Le 21 février, à l'image de la Chine, le gouvernement italien décide d'isoler une zone englobant une dizaine de communes comptabilisant onze mille habitants, puis qui sera étendue pour confiner cinquante-deux mille personnes deux jours plus tard. Plus le droit de sortir de ces zones. Les bars et restaurants sont fermés. Le carnaval de Venise est écourté. Pourtant dans le même temps, le 26 février, trois mille tifosi de la Juventus de Turin ont quand même le droit de voyager jusqu'à Lyon pour supporter leur équipe lors d'un huitième de finale de la Ligue des champions qui s'avère manifestement crucial. « L'OL-pium » du peuple, c'est important. Aucune mesure de protection spécifique n'a été prise par les autorités [1]. Ce sont les premières tensions contradictoires entre les exigences sanitaires et le besoin de continuer à vivre comme avant. En plus de Turin, les villes de Milan, Lodi, Codogno et Venise sont particulièrement touchées par l'avancée du virus. Bientôt ça sera notre tour. Seuls notre aveuglement et notre condescendance envers les Italiens nous empêchent de saisir les implications du problème. Il n'y a pas qu'à l'encontre des Chinois que notre mépris se déchaîne. Notre arrogance envers nos voisins transalpins s'en donne à cœur joie. Certains commentateurs pérorent : « Vous comprenez, les Italiens ce sont des Latins, des festifs incapables de se discipliner, leurs hôpitaux sont vétustes et leur système de santé arriéré. » Bien sûr, tout cela est totalement faux.

Comme si l'on pouvait prétendre que comparativement, notre système de santé, chez nous, se portait bien après trente années de coupes budgétaires, de restrictions et de politiques du toujours moins

---

1 https://www.francebleu.fr/infos/societe/coronavirus-la-venue-de-3-000-supporters-italiens-a-lyon-pour-le-match-fait-polemique-1582712457

d'argent pour plus de soins. Les finances de l'hôpital public sont encadrées d'un côté par la tarification à l'acte, et plafonnées par l'ONDAM (l'Objectif national des dépenses d'assurance maladie). Le 15 janvier 2020, au moment même de l'émergence du virus SARS-CoV-2, mille cent professionnels de santé, répartis dans les services hospitaliers de tout l'Hexagone, ont démissionné de leurs fonctions administratives afin de protester contre leurs conditions de travail, et le manque de lits et de matériel. Dans quelques semaines, nous serons tous scotchés aux lèvres du Pr Salomon qui nous donnera les chiffres des hospitalisations, et nous saurons tous par cœur le nombre de places encore vacantes dans les services de réanimation qui pourront nous accueillir, au cas où. Mais qui se soucie, à part ceux qui viennent de se mettre en grève symbolique en ce tout début d'année, du nombre de lits disponibles, et surtout des capacités d'accueil de patients en réanimation ? J'entends qu'il y en aurait cinq mille. Mais combien de personnes doit-on être capable de soigner de manière simultanée lors d'une pandémie dans un pays de soixante-sept millions d'habitants ?

Tous les éléments pour une débâcle sont réunis. En 1940, on comptait les chars et les avions qui devaient s'opposer aux *Panzerdivisionen* et à la *Luftwaffe* et l'on plaçait tous les espoirs dans la ligne Maginot pour nous protéger de l'envahisseur. Quatre-vingts ans plus tard, nous comptons les lits de réanimation, les masques en stock et nous fondons toutes nos espérances sur le *contact tracing*. Malheureusement, l'efficacité du *contact tracing* est aussi illusoire que celle de la ligne Maginot. Comment tracer des personnes contagieuses quand environ cinquante pour cent des personnes infectées par le SARS-CoV-2 sont asymptomatiques ? C'est-à-dire que ni eux, ni nous ne savons qu'ils sont infectés et donc contagieux. Comment peut-on les empêcher de contaminer les personnes qu'ils côtoient ? Si la moitié des personnes infectées par le SARS-CoV-2 sont indétectables, essayer de contenir cette pandémie avec la stratégie consistant à dépister et isoler uniquement les malades symptomatiques, revient à vouloir filtrer l'océan avec une passoire à thé. Cette méthode avait fonctionné avec le SARS-CoV, le virus responsable de l'épidémie de SRAS en 2003, parce qu'à l'inverse de ce qui se passe dans le cas du SARS-CoV-2, toutes les personnes infectées présentaient des symptômes et que ceux-ci apparaissaient avant que les malades ne deviennent contagieux[2]. A l'époque du SRAS, il avait donc été relativement facile de limiter le nombre de nouvelles contaminations en isolant les malades infectés dès l'apparition de leurs symptômes. Grâce à cela et malgré le degré de létalité beaucoup plus élevé du SARS-CoV comparé à celui du SARS-CoV-2, l'épidémie de 2003 s'était soldée, en tout et pour tout, par la mort de sept cent onze personnes. Nous faisons face cette fois-ci à un fléau beaucoup plus redoutable, plus pernicieux et plus ardu à combattre avec le COVID-19, qui ne peut pas être résolu par le *contact tracing.*

Tout en n'occultant pas la nature autoritaire et les méfaits du régime politique chinois, en termes de politique sanitaire, à ce stade de la pandémie, les responsables de ce pays ont opté pour la seule solution efficace contre le COVID-19 : le confinement total des habitants d'une région de cinquante-six millions d'habitants et des campagnes massives et simultanées de dépistage de toute la population concernée, y compris des personnes ne présentant aucun symptôme d'infection. En France, cette éventualité nous semble inconcevable. Il est évident que jamais les descendants des Gaulois rebelles à toute autorité n'accepteront cela. Contrairement à la Chine, nous sommes en démocratie ! Pourtant, comme en 1940, l'absence de prise de conscience de la gravité de la situation, l'absence de moyens alloués à la recherche et à la santé, malgré les discours rassurants rabâchés depuis des décennies, et notre individualisme forcené, définissent les conditions d'une catastrophe sans précédent. Pour éviter ce désastre annoncé, il nous faudrait un homme (ou une femme) providentiel(le). Un nouveau De Gaulle en somme. Il nous faudrait un

2 https://viralzone.expasy.org/9116

individu hors du commun qui se dresserait comme un rempart face au destin avec un remède miracle.

Aussi surprenant que cela puisse paraître, les miracles, semble-t-il, existent encore en 2020. Un nouveau messie providentiel est arrivé pour nous sauver, tel Vercingétorix, avec son glaive et son bouclier, ses moustaches, et ses cheveux gris filasse qui cachent en partie le col de sa blouse blanche. Je suis émerveillé, enfin un scientifique qui s'y connaît et qui a compris le danger qui nous menace. Le 25 février, dans une vidéo sur YouTube, le professeur Raoult, bonhomme, tient des propos rassurants ; le traitement contre le SARS-CoV-2 existe déjà : c'est la chloroquine. Commercialisée sous le nom de Plaquenil®, elle est disponible en grande quantité, et il a été prouvé qu'elle empêche la réplication du virus *in vitro.* Selon le Pr Raoult, il paraît même que le 18 février, des médecins chinois ont publié dans une revue obscure les résultats d'une étude clinique réalisée chez des patients de Wuhan, qui semble confirmer l'effet bénéfique de ce traitement. D'habitude, les études publiées dans des revues très spécialisées ne sont pas librement disponibles et nécessitent l'achat des articles d'intérêt, un peu comme pour le système de vidéo à la demande. Les prix sont souvent exorbitants mais face au COVID, la communauté scientifique dans son ensemble est mobilisée et toutes les maisons d'édition scientifiques ont accepté que toutes les publications sur ce sujet soient libres d'accès. Je m'empresse donc de consulter l'article de Jianjun Gao et de ses collègues du département de pharmacologie de l'école de pharmacie de l'hôpital municipal et de l'université de Qingdao en Chine, publié dans *BioScience Trends*[3]. Dans cet article, ces chercheurs proclament que la chloroquine est efficace. Cependant, je suis un peu surpris. L'annonce d'une nouvelle aussi importante devrait s'accompagner de données, de graphiques, de figures ou de tableaux. Mais là, aucune donnée chiffrée ne vient corroborer leurs dires. Ce n'est pas courant

---

3 https://www.jstage.jst.go.jp/article/bst/14/1/14_2020.01047/_pdf/-char/en

comme format d'article, mais j'imagine qu'en ce moment, les médecins dans la province du Hubei ont d'autres choses à penser que de produire des graphiques. A l'heure actuelle, la situation est terrible ; les malades et les morts s'accumulent, les soignants font face à l'horreur, sans relâche, jusqu'au bout de l'épuisement, en combinaisons blanches, le visage tiré et lacéré par les cordons de leurs masques. C'est déjà une bonne chose d'avoir au moins un message d'espoir de leur part. Le professeur Raoult ajoute aussi dans ses vidéos de fin février[4] que la mortalité due à l'infection par le SARS-CoV-2 est de 0,6 pour cent et non de trois pour cent puisque, comme il le dit, au fur et à mesure de l'extension des tests envers les personnes les moins gravement malades, le pourcentage relatif du nombre de décès par rapport au total des personnes positives diminue progressivement. Je suis un peu rassuré, il n'y aurait alors « plus que » 48 millions de victimes potentielles au lieu des 240 millions que j'avais anticipés. Comme moi, le Pr Raoult semble partisan de promouvoir l'utilisation des tests diagnostiques à grande échelle plutôt que de faire confiance au *contact tracing*. A l'écouter, tout est sous contrôle : « Il s'agit probablement de l'infection respiratoire la plus facile à traiter », annonce-t-il. Je pousse un soupir de soulagement. Moi aussi je respire déjà mieux, nous sommes sauvés *in extremis* ! L'homme providentiel est apparu. Le professeur Raoult devient mon héros. Dans mon excitation, et de manière exceptionnelle, je me fends d'un message sur LinkedIn : si l'efficacité de la chloroquine est confirmée, il s'agit de la nouvelle la plus importante de l'année ! Je ne me féliciterai jamais assez du fait que mon esprit scientifique et critique m'ait poussé à préciser : « Si c'est confirmé. »

---

4 https://www.youtube.com/watch?v=ZuE5CA6yB-Y

VI

Sous terre, entre les stations Bastille et Bréguet-Sabin.

Je me souviens qu'en cette fin d'hiver 2020, les évènements s'accélérèrent encore.

Le 28 février, le fraîchement nommé ministre de la Santé a annoncé qu'il y a 19 nouveaux cas de personnes infectées par le COVID-19 sur le territoire, ce qui porte à 57 le nombre de malades, et le chef du service des maladies infectieuses de l'hôpital Bichat à Paris, Yazdan Yazdanpanah (celui-là même dont j'ai le livre entre les mains et que je rencontrai plus tard lors d'un congrès à l'Institut Pasteur) « pense que ça va progresser ». En effet, le lendemain, on dénombre 100 cas de COVID-19 dans le pays et l'une des mamelles de la France est amputée : le dernier jour du Salon de l'agriculture est annulé[1]. Pourtant, les meilleurs experts ne recommandent pas encore à tout le monde de porter des masques pour éviter de contaminer ou de l'être et ainsi de limiter la propagation de la pandémie[2]. Mais il est de toute façon probablement déjà trop tard. En partant du laboratoire ce soir, j'ai perçu à la volée la discussion de deux chercheurs sur le parvis de Jussieu.

« Cette fois, je crois que l'on ne va pas y échapper.

—Tu crois ? » répond l'autre.

Je baisse la tête en entendant ça. Evidemment que l'on va se la prendre en pleine face, cette pandémie. Ça fait longtemps que je le

---

1 https://www.sudouest.fr/international/chine/covid-19-la-chronologie-d-un-an-d-epidemie-mondiale-1182688.php

2 https://www.francetvinfo.fr/sante/maladie/coronavirus/on-pouvait-s-attendre-a-ce-type-d-evolution-le-pr-yazdan-yazdanpanah-repond-aux-questions-sur-le-covid-19_3845599.html

sais, moi, à défaut d'oser le dire. *Contact tracing* à la noix ! Ces derniers jours, les clusters se multiplient, dans le Nord à Creil et dans l'Est à Mulhouse, en particulier. Une communauté religieuse, l'« Eglise Porte ouverte chrétienne » (ça ne s'invente pas), s'en est remise à la miséricorde divine. Mauvaise idée. Il ne faut pas prendre les virus à la légère. Depuis les Huns, les envahisseurs sont souvent arrivés par l'est. Résultat, quatre-vingt-un cas sont détectés à Mulhouse le 6 mars[3]. Le lendemain, c'est le quatre-vingt-cinquième anniversaire de ma mère et de ma tante qui sont jumelles. Sachant que les personnes âgées sont les plus vulnérables, c'est inquiétant. A la station de métro Jussieu, je vois pour la première fois un homme porter un masque de type FFP3, avec des grosses cartouches qui le font ressembler à une mouche futuriste. Sûrement un épidémiologiste. Nous nous regardons, je sais qu'il a raison mais, victime de fausse pudeur, je n'ai pas encore osé dégainer mes petits masques en papier pour sortir dans le métro. Malgré toute ma science, je crois toujours naïvement que le virus ne passera pas par moi. En fin de compte, je me moque d'eux mais je ne suis pas beaucoup plus malin que les évangélistes de la Porte ouverte. Le même soir, dernier repas chez Pierrot et Maïana avec Lionel et Ji-Eun, sa femme coréenne. Là-bas, en Corée du Sud, où les parents de Ji-Eun résident toujours, on ne plaisante pas avec les gestes barrières et toute vie sociale semble sur le point de s'arrêter. J'insiste à de multiples reprises auprès de mes amis pour leur dire de se tenir prêts à partir chez les parents de Maïana dans le Sud-Ouest. Avec leurs deux enfants encore petits, un confinement dans un appartement parisien, même agréable et spacieux, sera compliqué à gérer sur la durée. Ils se disent prêts et j'aurai peut-être au moins servi à ça.

Comme ce soir, mais il y a presque cinq ans jour pour jour, le mardi 10 mars 2020 vers 19 heures, je suis sur la ligne 5, qui est bondée. Je vais au volley pour ce qui sera sûrement la dernière session

---

3 https://fr.wikipedia.org/wiki/Pand%C3%A9mie_de_Covid-19_en_France

avant longtemps. Gare d'Austerlitz, un homme en pardessus gris d'une quarantaine d'années s'assoit en face de moi, il est rouge, en sueur et il tousse. Il appelle sa femme au téléphone et tout sourire, un peu gêné quand même, il lui dit qu'il se sent mal depuis cet après-midi avec des fortes quintes de toux et de la fièvre, et que par conséquent il rentre à la maison plus tôt que prévu, mais que malgré tout, il en est sûr, ce n'est pas ça. Ça ne peut pas être ça. C'est inconcevable. Ça serait trop bête. Mais c'est moi qui suis bête, je le regarde dans les yeux, je voudrais qu'il arrête de tousser dans ma direction, qu'il mette un masque ou au moins la main devant sa bouche. Je n'ose pas changer de place, ni me lever de peur de paraître malpoli, prisonnier des convenances et des bonnes manières. A quoi bon être si clairvoyant sur ce qui est en train d'arriver dans le monde si c'est pour ne pas en tirer les conséquences dans ma vie personnelle ?

Mercredi, j'avais prévu de manger à midi avec une amie australienne de visite à Paris que je n'ai pas vue depuis longtemps depuis qu'elle vit aux Etats-Unis avec son mari. Mais Manal m'a envoyé un message ce matin pour me dire qu'ils sont partis précipitamment à Londres dans la nuit. Ils sont en transit pour rentrer chez eux en Californie en urgence avant que Donald Trump ne ferme les frontières des Etats-Unis aux voyageurs provenant d'Europe.

"Victor, bad news. Given the President ban, we left Paris in the middle of the night to get home ASAP, before the USA ban. We are in London on the way to the airport. Sorry. Pray for us that it all goes well.
— Yes, bad news and bad for the world. I wish you a good and safe trip home.
— Yes, so much panic and drama for nothing.
— Unfortunately, I think this is a very dangerous situation.
— Is this in your field?
— Yes, a bit."

Le soir je suis assis à la Comédie-Française pour voir *Angels in America*. Comme les « scolaires » sont en vacances, la salle est remplie de personnes âgées, et ça toussote, ça crachote et ça s'époumone bruyamment. Quand je ferme les yeux, cela me rappelle des souvenirs et je me croirais dans la salle à manger d'un Ehpad. En préambule de la représentation, les comédiens sont montés sur scène et nous disent que bien que la pièce soit bien jouée ce soir, ils sont officiellement en grève pour protester, à raison, contre les dernières mesures gouvernementales qui remettent en cause leur statut d'intermittents. A ce moment, le vieillard cacochyme assis à côté de moi se lève très en colère, insultant les pauvres comédiens, en les traitants de gauchos, etc. Manifestement, à ses yeux, il ne s'agit que de négligeables esclaves dont le seul intérêt est de le divertir quand il en a l'envie. Je me décale le plus possible de cet infâme car s'il a aussi peu de contrôle sur les muscles de sa vessie que sur ses pensées et ses paroles, je ne suis pas vraiment en sécurité. Heureusement, *Angels in America* commence enfin et balaye tout sur son passage. Incroyable et magnifique pièce tenue par des acteurs prodigieux. La salle est en haleine, captive devant l'histoire des premiers malades du SIDA, les morts, les trahisons, les abandons, les anges parfois, et un survivant qui donne la chair de poule. Le récit de cette épidémie rejoint celui de la pandémie qui s'abat sur nous et la mise en abîme nous cloue sur nos fauteuils. Même mon voisin grabataire la ferme. Il a peut-être compris comme nous tous que ce n'est plus une plaisanterie. Au moment de quitter le théâtre, l'ambiance est pesante et étrange. Tout le monde pressent, j'ai l'impression, que cela risque d'être la dernière représentation avant longtemps et que beaucoup des personnes âgées qui sont venues ce soir n'auront peut-être plus jamais l'occasion de s'abonner pour une saison théâtrale supplémentaire.

Le lendemain, le jeudi 12 mars, « Manu », le président de la République, fait une allocution télévisée pour nous annoncer la suite du programme. Ça y est, c'est officiel, nous sommes dedans jusqu'au cou. A défaut de Winston Churchill et de son célèbre discours où il annonce qu'il n'a que du sang et des larmes à offrir à ses concitoyens, nous, nous avons Manu Militari. Le chef de l'Etat s'est mué en chef de guerre. Ce soir, le président de la République a sonné la fin de la récréation : « Mes chers compatriotes… » Tous aux abris, planquez-vous. Restez chez vous. « C'est la guerre ! » A partir du lundi 16 mars, plus personne ne bouge. Si vous aviez des projets personnels, comme vivre par exemple : laissez tomber. A l'annonce de la fermeture des écoles, une immense clameur me parvient de la rue. Ce sont tous les élèves qui, encore en vacances, crient leur joie d'échapper à la rentrée scolaire. S'ils savaient à quel point l'école va finir par leur manquer. En revanche, étonnamment, le premier tour des élections municipales est maintenu le dimanche 15 mars (petite pensée pour Agnès Buzyn). Ça nous fera une occupation parce que le week-end s'annonce long, très, très long. Vive la République et vive la France !

Les quelques jours qui nous séparent de ce qui va devenir connu sous le nom de « confinement » se transforment en exode massif des citadins vers les campagnes. Fuite en avant pour certains, vacances improvisées pour d'autres, toute la population qui le peut et qui n'est pas essentielle dans la lutte contre le COVID se déplace, envahit les routes et les gares avec bagages et enfants et prend ses quartiers pour une période dont la durée nous est encore inconnue.

VII

Station Richard-Lenoir.

Une femme qui vient de monter dans la rame veut s'asseoir sur le siège en face de moi. Comme mon imposant sac de sport qui contient toutes mes affaires pour jouer au volley prend trop de place, je le cale entre mes pieds, et d'un coup sec je le ramène sous mon siège pour libérer de l'espace. Elle s'assied et après avoir installé ses propres affaires, son manteau et son sac à main, sur ses genoux, elle lève la tête et pendant un bref instant nous échangeons un regard. Elle me sourit pour me remercier de lui avoir fait un peu de place. Jusque-là perdu dans mes pensées, ce simple geste d'humanité, si rare dans les transports parisiens où tout le monde d'habitude cherche à disparaître, pour éviter tout contact avec « l'autre » qui pourrait potentiellement se révéler désagréable voire agressif, me surprend et m'émeut presque. Pendant des mois, il nous était interdit de prendre les transports, sauf pour des motifs impérieux, et il nous était imposé de porter un masque qui cachait toute expression faciale et tout contact non verbal, comme ce léger sourire aussitôt disparu du visage de la femme qui me fait face, et de nos jours rendu obligatoire par cette proximité qui à l'inverse pendant la pandémie était proscrite. Nous avons vite oublié que cette promiscuité avec cette foule qui souvent nous oppresse, nous a tellement manqué pendant tous ces mois de confinement.

Du 17 au 31 mars 2020, je vis dans la peur de la mort. J'ai de la fièvre. Mon thermomètre doit être plus malade que moi car bien qu'il affiche obstinément 34,8 °C, je sens bien que j'ai de la fièvre. J'ai des bouffées de chaleur et d'angoisse. L'image de cet homme en pardessus crème qui toussait si fort en face de moi dans le métro me revient en mémoire. C'était bien la peine de prévenir tout le monde pour être un des premiers contaminés. Ça a commencé le dimanche soir, j'avais fait mon devoir de citoyen le matin, sans grand enthousiasme. Etait-ce vraiment prudent d'appeler les Français aux urnes en temps de pandémie ? Voter c'est important, mais l'ambiance dans mon bureau de vote était étrange, voire surréaliste. Premières impressions des sourires derrière les masques. Tout le monde se regardait en chiens de faïence, encore sous le choc du discours présidentiel le jeudi précédent. Et puis je suis rentré chez moi m'enfermer. Il a fait magnifique dehors mais j'ai passé tout mon dimanche après-midi penché sur des bouts de plastique. Je profite du confinement pour me relancer dans le modélisme. J'ai dévalisé mon magasin de maquettes en ligne, commerce essentiel s'il en est. Peintures, colles, outils et modèles réduits en pagaille, j'en ai au moins pour deux ans et je n'aurai jamais assez d'étagères pour entreposer toutes ces maquettes une fois que je les aurai toutes montées, mais il faut bien occuper cet excès de temps « libre » inattendu, aux contours encore indéfinis. A la fin de la journée, je me suis couché avec une grosse migraine. Je me suis dit que c'était sûrement à cause des effluves d'essence de térébenthine. Mais maintenant, il faut bien l'admettre, je suis malade. Cela ne ressemble pas tout à fait à un rhume. Je n'ai pas le nez qui coule, mais je tousse. Dans la journée, ça va à peu près, mais tous les soirs j'ai une poussée de fièvre, une forte migraine et quand je m'allonge dans mon lit, j'ai du mal à respirer. J'empile les oreillers sous mon dos pour que mes poumons ne sifflent pas comme des turbines à gaz. Impossible de m'endormir. A chaque fois que je me relâche un peu et que je ferme les yeux, je sursaute. J'ai peur de ne pas me réveiller.

Cet après-midi, j'ai ressenti une fatigue d'une intensité que je n'avais jamais éprouvée auparavant. Tout mon corps est littéralement cloué dans mon fauteuil et la simple idée de parcourir les deux mètres qui me séparent de mon canapé pour m'allonger m'épuise à l'avance. J'arrive quand même péniblement à préparer mon sac pour partir à l'hôpital. J'en suis là, c'est sûr, je vais mourir. La preuve, je n'ai ni perdu l'odorat, ni le goût. Ce n'est pas bon signe, il paraît que les personnes qui présentent une anosmie et une agueusie ont moins de chances de développer une forme grave du COVID. J'ai dressé la liste de mes facteurs de risques : je suis un homme, plus vraiment jeune ni tout à fait vieux, j'ai quarante-neuf ans depuis deux mois, je fume un paquet de cigarettes par jour et surtout je fais de l'hypertension. Récemment, un article scientifique est sorti qui pose à juste titre la question de savoir si les personnes qui sont hypertendues sont plus à risque de mourir du COVID, à cause de leur maladie ou bien justement parce qu'elles prennent des médicaments contre l'hypertension[1]. Ces molécules ont tendance à augmenter l'expression du récepteur au virus : l'enzyme numéro 2 de conversion de l'angiotensine, *angiotensin converting enzyme 2* (ACE2), en anglais pour les intimes. Par conséquent, les traitements contre l'hypertension risqueraient de faciliter l'infection des cellules pulmonaires par le SARS-CoV-2. Mais personne n'en sait rien, c'est juste une hypothèse. Dans le doute, je décide de ne prendre mon médicament qu'un jour sur deux. J'estime mes chances de mourir dans le mois qui vient à six pour cent. Ce n'est pas beaucoup mais personnellement, je trouve que c'est beaucoup trop. Je sens le virus en train de dévorer mes poumons. Je l'imagine, je le vois à l'œuvre. Je l'entends !

Alors j'appelle. J'appelle au secours, mes voisins, mon médecin traitant. Le « quinze », Marianne ma collègue et sa copine, Marie-Louise qui est médecin, pour un avis scientifique et médical. Toutes leurs réponses ne sont pas très rassurantes. Mon médecin traitant me conseille de me soigner avec du Doliprane et des tisanes bien chaudes et regrette le fait que je fume encore. « Dommage ! » Après une heure et demie d'attente, je parle enfin à un médecin du SAMU qui vérifie si je suis essoufflé après une demi-minute en apnée. « Non ? Alors il faut patienter pour voir si votre état se dégrade, rappelez-nous quand vous ne pourrez plus respirer » (cela ne va pas forcément être pratique). « En attendant, merci de ne pas encombrer le standard, il y a des gens qui ont vraiment besoin d'aide. » « Bonne journée. » Facile à dire, quand est-ce que l'on sait que l'on va mourir de cette maladie que tout le monde découvre ? Tout peut basculer pour

1https://www.thelancet.com/action/showPdf?pii=S2213-2600%2820%2930116-8

moi aux alentours du dixième jour, l'aggravation de mes symptômes risque de se produire le 27 mars, je me suis donc confectionné un petit « calendrier de l'Avent » du confinement à la main. Chaque jour, je coche la journée de la veille, comme un prisonnier à mort qui compte les jours dans sa cellule avant sa pendaison. Comme je suis en quarantaine, je ne peux pas sortir faire des courses. Je commence à rationner les deux tubes de vitamine C et les biscottes qui me restent pour tenir quatorze jours. Heureusement que j'ai mes conserves et mes surgelés. Par chance, un voisin m'a gentiment ravitaillé en produits frais, des yaourts, des bananes, des oranges et du Doliprane pour tenir. Il a déposé mes courses sur mon paillasson et je l'ai salué et remercié, moi dans mon entrée et lui à quelques mètres sur le palier à distance de sécurité, tous les deux avec nos masques sur le visage comme dans un film d'anticipation. Ambiance *Bienvenue à Gattaca*. Comme quoi je les avais mal jugés, mes voisins.

Etant donné les bruits provenant de mes poumons, je ne suis pas sûr que le Doliprane et les tisanes recommandées par mon médecin traitant suffisent. L'idéal serait d'avoir de l'hydroxychloroquine. On ne sait pas encore si ça marche mais bon, c'est la guerre. Je connais quelqu'un dont le beau-père est médecin et qui pourrait peut-être me prescrire du Plaquenil©. Je suis tiraillé entre ma peur panique de mourir, et mon esprit rationnel et scientifique. Je rêve d'hydroxychloroquine et en même temps, il n'y a pour l'instant aucune preuve tangible de son efficacité. Je suis aussi crédule qu'un paysan du Moyen Age qui se réfugiait dans la prière et l'eau bénite. J'aimerais tant pouvoir remettre mon âme à Merlin l'enchanteur en toute confiance. Et en même temps, j'aimerais bien voir des données scientifiques qui me rassureraient. Le 18 mars 2020, j'ose et j'envoie un email au professeur Raoult :

Bonjour Monsieur Raoult,

Je me permets de vous contacter suite à votre essai sur COVID-19. Je suis chercheur en immunologie, j'ai passé ma thèse dans le département de virologie de l'Institut Pasteur à Paris entre 1997 et 2001, je suis de très près l'évolution de Covid-19 depuis fin janvier

2020. Je suis très enthousiaste sur les effets potentiels de la chloroquine sur l'infection. Nous savons que cela marche in vitro. Et un premier essai en Chine et le vôtre récemment suggèrent (mais je n'ai pas vu les résultats) que c'est une thérapie qui pourrait être utilisée rapidement et avec succès. Pourriez-vous me dire si vos résultats ont été publiés et si oui pourriez-vous m'envoyer l'article correspondant ? Je ne comprends pas la position du gouvernement français qui demande que les résultats (positifs ?) soient répétés dans une étude plus large. C'est en effet ce que j'aurais moi-même suggéré en temps normal mais nous sommes en temps de crise et pendant ce temps-là les gens continuent à se contaminer et à mourir. Le temps presse ! Y a-t-il un moyen de faire pression sur le gouvernement en lançant une pétition par exemple ? Le traitement par la chloroquine n'est peut-être pas parfait mais s'il permet de réduire le taux d'infections et de mortalité il est urgent qu'il soit mis à disposition des malades. Que pouvons-nous faire pour vous aider dans ce sens ?
Bien à vous,

Victor Malus
Docteur en immunologie

Le 20 mars, aucune nouvelle du Pr Raoult, et mon espérance d'obtenir une boîte de Plaquenil© s'est évanouie. Le soir, je m'effondre en larmes sur mon lit, je pleure comme un enfant, j'ai peur pour moi, et je ne sais pas pourquoi mais je suis pris d'une tristesse irraisonnée pour le monde et l'humanité.

Finalement, fin mars, il apparaît clairement que je n'ai pas basculé vers le côté obscur du COVID. J'ai rangé mes habits et les quelques affaires que j'avais empaquetées pour le jour où une ambulance m'aurait emporté vers l'hôpital. Mes symptômes ont duré plus longtemps que ce que je pensais mais ils se sont estompés progressivement jusqu'à disparaître tout à fait. Mansuétude divine ou simple logique statistique, je ne sais pas, mais j'ai eu de la chance.

VIII

Sous terre, entre les stations Oberkampf et République.

J'observe la femme assise en face de moi et son voisin et au-delà les autres voyageurs agglutinés, collés les uns aux autres avec pour la plupart leurs écouteurs sur les oreilles. Si l'on a pu reprendre une vie normale, ce n'est pas parce que le virus a disparu tout seul ou qu'il a muté, c'est parce que des dizaines de milliers de chercheurs dans des laboratoires répartis dans le monde entier se sont mis au travail. Dans toutes les équipes de recherche, les scientifiques ont tenté d'imaginer des solutions, pour mettre au point des tests de détection de ce nouveau coronavirus, analyser ses caractéristiques, comprendre les mécanismes qui régissent sa transmission, son cycle de réplication, identifier son récepteur cellulaire, décrire ses effets sur les cellules qu'il infecte et les symptômes qu'il produit chez l'homme, comprendre comment on peut prévenir sa propagation en cherchant à fournir des vaccins, le combattre chez les personnes infectées pour réduire les symptômes et faire baisser la mortalité des personnes hospitalisées en mettant au point de nouveaux traitements et en testant d'anciens pour voir s'ils seraient par hasard efficaces. Tout ça pour pouvoir à nouveau prendre le métro aux heures de pointe, refaire du sport, travailler, aller au restaurant, voir des amis, rouvrir les écoles, sortir en boîte de nuit. Et dans l'entreprise de biotechnologie qui m'emploie, on a aussi cherché une solution.

Jeudi 19 mars 2020 : « Tu parles du COVID ? Comment se fait-il que je ne sois pas au courant ? » J'avoue que mon mail à l'adresse de Charles, le directeur de la recherche dans ma boîte, est plus que cavalier. Je ne réagis pas comme ça d'habitude, ça ne se fait pas, mais le bruit court au laboratoire depuis hier soir et l'annonce du confinement que nous allons travailler sur le COVID, et je ne suis pas « dans la boucle ». Charles a fini par céder et ne m'a pas opposé une fin de non-recevoir. Il faut dire que depuis deux ans que je travaille dans son équipe, il n'a pas à se plaindre de moi et que j'ai déjà conçu et rédigé de ma propre initiative plusieurs articles sur un projet de recherche visant à tester l'efficacité d'une molécule que nous développons pour traiter la dégénérescence maculaire liée à l'âge. Mais pour être honnête, je n'ai aucune légitimité à réclamer de faire partie de ce nouveau projet sur le COVID. En effet, je ne travaille pas sur l'autre molécule développée au sein de la start-up qui m'emploie, qui cible le système rénine-angiotensine (le RAS) et qui pourrait peut-être avoir un effet bénéfique pour les patients infectés par SARS-CoV-2. Mais cela fait deux mois que je pense COVID, je dors COVID, je mange COVID, je regarde et je lis tout ce qui se passe dans les médias et à la télé sur le COVID, j'ai le COVID, en un mot, le COVID, c'est moi ! Alors il est hors de question que je ne sois pas impliqué dans ce projet. Je ne me suis jamais imposé de la sorte, mais cette pandémie est devenue une véritable obsession pour moi. Notre patron nous donne trente-six heures pour discuter de l'élaboration d'un rationnel scientifique qui justifierait la mise en place d'un essai clinique pour tester l'efficacité de cette seconde molécule chez les patients infectés par le SARS-CoV-2 et hospitalisés, avant de prendre la décision de lancer une étude ou pas. Je me retrouve en réunion « Teams » à 13 heures avec Charles, Marianne et André, soixante-dix ans passés, qui est une sorte de druide qui fait partie des fondateurs de la société et qui est à l'origine de toutes les recherches que nous entreprenons. C'est lui qui connaît le mieux la molécule que nous développons et qui va pouvoir m'expliquer le système « RAS ».

— Moi : « Vous pouvez me faire un rapide résumé des propriétés de la molécule, parce que je ne connais pas tous vos résultats précliniques ni le « RAS » ; le système rénine-angiotensine ?
— André : Alors notre molécule, comme l'angiotensine-1-7, se lie au récepteur Mas et induit la production de cytokines anti-inflammatoires, la dilatation des vaisseaux et d'autres effets qui contrebalancent ceux de l'angiotensine II.
— Moi : Et alors ?

— André : Dans le RAS, l'angiotensinogène est d'abord transformé par coupure par une enzyme qui s'appelle la rénine, en angiotensine I. L'angiotensine I est ensuite clivée en angiotensine II par l'enzyme de conversion de l'angiotensine (ACE). Normalement, l'angiotensine II, qui est un peptide, c'est-à-dire une toute petite protéine linéaire de neuf acides aminés, est à son tour clivée par l'ACE2 pour former l'angiotensine-1-7, un peptide de sept acides aminés, comme son nom l'indique.

— Marianne : Et normalement, l'angiotensine-1-7 se fixe sur Mas et d'autres récepteurs et comme il a l'effet inverse de l'angiotensine II, on a une sorte de balance en équilibre, comme dans une voiture avec une pédale d'accélérateur et une pédale de frein. D'habitude, chez les personnes en bonne santé, on a un équilibre entre des molécules qui font un effet et d'autres qui font l'effet inverse. Ce qui garantit l'homéostasie du système et…

— Moi : Et cet équilibre est rompu par le Virus SARS-CoV-2 ?

— Charles : C'est l'idée. En cas de COVID, le SARS-CoV-2 se lie à l'ACE2, comme l'a montré le papier de Hoffmann, et on peut supposer qu'il empêche son bon fonctionnement.

— Moi : Ah bon ? On en est sûr ?

— Charles : En tout cas, c'est ce qui a été montré dans le cas du SARS-CoV, le virus responsable du SRAS en 2003. Comme les deux virus se ressemblent beaucoup, on peut imaginer le même scénario. Dans ce cas-là, si l'ACE2 ne fonctionne plus, non seulement on a une augmentation de la concentration d'angiotensine II qui agit sur son récepteur ATR1 et qui induit de l'inflammation et des thromboses, mais en plus on a moins de production d'angiotensine-1-7. Donc l'équilibre entre le bras effecteur du système rénine-angiotensine (ACE/angiotensine II/ATR1) et le bras protecteur qui le contrôle (ACE2/angiotensine-1-7/Mas) n'existe plus. Comme si le virus appuyait fortement sur la pédale de l'accélérateur et en plus empêchait d'accéder à la pédale de frein ! A cause du virus, les malades foncent dans le mur et s'écrasent, vlan ! Tous les symptômes respiratoires, inflammatoires et vasculaires que l'on observe chez les patients atteints de COVID-19 pourraient s'expliquer comme ça.

— Moi : C'est génial ! Alors il suffirait de donner notre molécule aux patients pour rétablir l'équilibre et éviter qu'ils meurent ? Comme si on réappuyait sur la pédale de frein avant de foncer dans le mur en somme ? Ou plutôt ça serait comme si on tirait sur le frein à main !
— Charles : Oui ! Exactement ! On l'espère en tout cas. Mais il faudrait être sûr que c'est le cas et que l'on évite de faire un… tête-à-queue pour pousser l'exemple jusqu'au bout. Alors il faudrait que l'on rassemble tous les éléments qui soutiennent cette hypothèse. Trouvez-moi tous les articles sur le sujet. Il faut que l'on propose un document qui sera discuté en comité de direction. Pendant ce temps, le reste de l'équipe travaille sur un plan de développement clinique et un schéma de protocole. Il faut savoir combien de patients il faudrait inclure dans un essai clinique pour pouvoir mettre en évidence un effet bénéfique de notre molécule, et puis il faut trouver le bon moment pour les traiter. S'ils ne sont pas hospitalisés ça ne sert à rien, et s'ils sont trop avancés dans la maladie on risque de les traiter trop tard. Bref, on a du pain sur la planche. On en reparle à 16 heures ?
— Marianne : En tout cas, si on arrive à mettre tout ça au propre, on pourrait peut-être en profiter pour soumettre un brevet sur notre molécule, non ?
— Moi : Voire écrire un article. Si on assez d'éléments convaincants ?
— Charles : Pourquoi pas ? Il faudrait trouver un journal que ça pourrait intéresser, mais la priorité du moment c'est de proposer le rationnel au comité de direction pour savoir si on peut vraiment lancer un essai clinique.
— Moi : Oui, tu as raison. Mais attendez ! Et les traitements antihypertenseurs, ils ciblent aussi le système rénine-angiotensine, non ? Donc ils devraient aussi être potentiellement bénéfiques pour les patients atteints de COVID-19. Je ne sais pas moi… comme une sorte de frein moteur ?
— André : Oui, probablement. Malgré ce qui a été supposé récemment, normalement si notre hypothèse est correcte ces traitements antihypertenseurs ne devraient pas poser de problèmes. Bien sûr il faut voir ce que diront les études cliniques en cours.

— Moi : C'est plutôt rassurant, du coup je vais reprendre mon traitement contre l'hypertension, alors.
— André : Ça vaudrait mieux en effet. Ce n'est pas très rationnel d'avoir arrêté de le prendre.
— Marianne : Au fait, ça va ton COVID ?
— Moi : Jusque-là, ça va. En fait, je n'ai pas beaucoup de symptômes, je toussote, j'ai de la fièvre, et la nuit mes poumons crépitent… Mais surtout, je flippe.
— Charles : OK. Bon, tant mieux. Alors on se retrouve à 16 heures avec un premier brouillon. Comme Marianne, André et moi on a déjà pas mal de documents déjà écrits sur le système rénine-angiotensine et sur les effets de notre molécule, on se charge de compiler tout ça dans le contexte COVID. Victor, toi, tu regardes ce que l'on peut écrire sur les effets anti-inflammatoires qui pourraient potentiellement inhiber l'orage cytokinique que l'on voit chez les patients et tu feras la relecture globale du texte.
— Moi : D'accord. C'est chouette, merci de m'avoir inclus dans le projet.
— Charles : Avais-je vraiment le choix ?
— Moi : Euh… En fait non ! »

Pendant plusieurs jours, tous les quatre, nous échangeons frénétiquement des emails, des idées, et des dizaines d'articles sur le COVID et le système rénine-angiotensine dont l'ACE2 fait partie. Tout ce qui nous passe par la tête et entre les mains est le sujet de débats enflammés, et fait évoluer notre hypothèse à chaque instant. André nous envoie un schéma récapitulatif de notre hypothèse scientifique. J'adore ce moment de recherche intense où nous mettons en commun toutes les ressources de nos cerveaux, c'est très excitant, et ça me sort complètement des angoisses liées à ma petite personne.

En parallèle, le 23 mars, l'article de l'équipe du Pr Raoult est enfin disponible sous forme d'un « preprint », un manuscrit qui n'a pas encore été revu et validé par un comité de lecture constitué de scientifiques indépendants avant la publication officielle. J'avoue que je suis un peu dérouté par cet article de Gautret et de ses collègues[1]. Il reprend les données que Raoult avait exposées lors d'une réunion mise en ligne sur le site de l'institut hospitalo-universitaire Méditerranée Infection de Marseille (IHUM) le 18 mars. En effet, comme il l'avait annoncé dans cette vidéo, on voit que la charge virale (c'est-à-dire la quantité de particules de SARS-CoV-2 détectables) a tendance à baisser plus rapidement chez les patients qui ont été traités avec de l'hydroxychloroquine que chez des patients n'en ayant pas reçu. Mais l'article est un peu bancal, surtout, les contrôles ne proviennent pas du même hôpital et donc il peut y avoir des biais et des différences, en dehors de la présence ou non de l'hydroxychloroquine, entre ces deux groupes. En particulier sur la manière dont ils sont pris en charge à l'IHUM et dans les autres centres hospitaliers. De plus, l'état clinique des patients n'est pas tout à fait équivalent entre les groupes. Même si les patients traités avec l'hydroxychloroquine sont un peu plus âgés et donc potentiellement plus à risque de développer une forme grave, cela rend l'analyse des données plus compliquée. Le Pr Raoult, dans sa vidéo, avait doctement expliqué que comme dans le cas de l'infection par le VIH, il suffisait de faire baisser la charge virale pour soigner les patients. Cela semble logique, moins de virus donc moins de chances de développer une pathologie grave. Certes, mais est-ce que le SARS-CoV-2 se comporte comme le VIH ? Est-ce que ce que tout ce que l'on sait sur le SIDA est directement transposable au COVID-19 ? Je commence à douter. Ce qui me chiffonne le plus dans l'article de Philippe Gautret, c'est qu'il ne semble pas y avoir de corrélation entre baisse de la charge virale et amélioration des signes cliniques (les symptômes de la maladie) chez les malades. Plus inquiétant encore dans cette étude, certains des patients traités avec de l'hydroxychloroquine ont vu leur état s'aggraver, amenant certains d'entre eux en réanimation, et l'un d'eux est même décédé. Encore

1 https://www.sciencedirect.com/science/article/pii/S0924857920300996?via%3Dihub

plus limite, ces patients ont été exclus de l'étude statistique. Pourquoi ? De quel droit est-ce que l'on escamote des résultats ? C'est bien étrange. Affaire à suivre[2]. On en saura plus avec l'étude suivante de L'IHU qui présentera le bilan clinique complet des patients. Parce que le but, ce n'est pas seulement de faire baisser la charge virale et de diminuer la durée des symptômes des quatre-vingt-dix-neuf pour cent des personnes infectées qui de toutes les façons ne vont pas mourir, mais bien de trouver un traitement afin de diminuer au maximum le taux de mortalité du COVID. C'est-à-dire d'empêcher le pour cent restant de la population mondiale de décéder.

---

2 Cet article, source de toute la polémique sur l'hydroxychloroquine, sera définitivement rétracté, pour fraude, invalidant de fait ses conclusions par le journal qui l'a publié en décembre 2024.
https://www.lemonde.fr/sante/article/2024/12/17/covid-19-une-etude-fondatrice-defendue-par-didier-raoult-sur-l-usage-de-l-hydroxychloroquine-invalidee_6453981_1651302.html

IX

Station République.

Ha ! République ! Liberté, Egalité, Fraternité. Parlons-en. Au printemps 2020, c'était plutôt chacun pour soi. Liberté ? A part pour les gens qui ont pu fuir les villes et se réfugier à la campagne dans leurs résidences secondaires ou chez de la famille ou des amis, c'est un confinement dur, un emprisonnement, pour ceux qui restent. Je n'envie pas vraiment ceux qui sont partis, j'ai dans un sens choisi de rester et surtout je ne les juge pas. Si j'avais pu faire de même, je l'aurais fait sans aucun complexe. Mais j'ai des obligations familiales. Le confinement est dur à supporter pour tout le monde. Pour les personnes qui vivent seules comme moi. Qui n'ont plus rien à faire, à part noter les jours qui passent lentement sur leur calendrier, sans aucune occasion de sortir, et de parler à d'autres êtres humains. Dur pour les couples qui n'ont plus qu'eux, qui se retrouvent enfermés ensemble sans possibilité de respirer un peu. Dur pour les familles confinées avec leurs enfants et qui doivent assurer la classe en plus de tout le reste. Pendant ce temps, les jeunes qui n'ont plus école et les étudiants qui n'ont plus d'avenir et plus de vie sociale souffrent, et les vieux meurent, seuls chez eux ou en Ehpad sans soutien, sans famille, sans proches à qui dire adieu.

Je suis très inquiet pour ma mère et ma tante, confinées chez elles et qui n'ont plus la possibilité de sortir. Vu leur âge, elles sont extrêmement vulnérables. Cela me serait vraiment insupportable de perdre l'une ou l'autre dans ces conditions. Je suis particulièrement préoccupé par l'état de santé de ma tante Claire qui a un début d'Alzheimer. Le COVID n'arrange pas ses affaires. J'avais commencé à l'accompagner dans son parcours de soins en novembre 2019, trois mois avant l'irruption du COVID-19, et maintenant tous ses rendez-vous sont annulés. En ce moment, elle perd vraiment la tête ! Elle a perdu ses repères comme nous tous, mais chez elle les effets sont terribles. Un mois de confinement strict et elle ne sait plus se faire à manger. Elle perd la notion du temps et de l'espace et elle déprime.

J'ai beau essayer de la soutenir, de l'appeler, d'être en contact avec son médecin traitant et sa femme de ménage, son état s'aggrave à vue d'œil. Alors finalement, comme un pis-aller, nous acceptons qu'elle sorte de chez elle régulièrement pour faire ses courses au risque d'être contaminée, ou de ne plus retrouver le chemin qui mène à son appartement. Il faut savoir vivre avec le COVID, paraît-il. D'habitude, j'aime l'humour noir, mais là…

Egalité ? Pas vraiment non plus pour toutes les personnes qui sont obligées d'aller bosser pendant le confinement parce qu'essentiels : les personnels soignants, les livreurs, les caissiers qui travaillent sans protections, parfois sans conscience du danger qui les guette et qui en payent le prix fort. En Seine-Saint-Denis, la mort n'est pas une abstraction. Dans le 93, la pauvreté non plus n'est pas une abstraction, pas plus que le manque de lits d'hôpitaux. Le 27 mars, madame Aicha Issoudène, une caissière du quartier qui a attrapé le virus en accomplissant son métier, faire défiler des codes-barres collés sur des produits de consommation courante à longueur de journée, est décédée[1]. Les habitants du 93 sont souvent décriés pour leur attitude. C'est vrai que beaucoup ne portent pas de masque ou mal, mais qui prend en compte leurs conditions de vie réelles ? A la misère et au chômage, à l'absence d'avenir s'ajoute maintenant la crise sanitaire. C'est dans ce département que la mortalité due au COVID est une des plus importantes en France.

Fraternité ? Les experts qui défilent sur les plateaux, ou les journalistes politiques et les éditorialistes qui du jour au lendemain se retrouvent bombardés spécialistes ès virologie, ou les hommes ou les femmes politiques qui osent les nommer « la racaille », eux ne subissent pas vraiment le confinement. Ils se plaignent parce qu'il n'y a plus de public sur les plateaux pour les regarder se pavaner. Ils vont travailler tous les jours en Uber, ils voient des collègues, discutent

1 https://www.leparisien.fr/seine-saint-denis-93/a-saint-denis-le-covid-19-a-emporte-aicha-52-ans-caissiere-chez-carrefour-27-03-2020-8289642.php

avec des vraies personnes, mais se permettent de donner des leçons quand des soirées « sauvages » s'organisent parce que la vie est devenue invivable et que la mort s'affiche quotidiennement sur nos écrans. Dans ma résidence, tous les soirs à 20 heures juste après l'énième rediffusion d'un épisode de *Friends*, nous sortons sur nos balcons et nous applaudissons. Mes voisins ont fait preuve d'imagination, qui frappe sur des casseroles avec des cuillères en bois, qui joue de la trompette ou du piano. Il y a même une vuvuzela rescapée de la coupe du monde de foot en Afrique du Sud. Pour les enfants de ma résidence, nous tentons de donner à ces quelques minutes un air de fête, mais le cœur vraiment n'y est pas. Je me sens même gêné. Mais je m'exécute pour faire comme tout me monde, même si je me demande ce que nous applaudissons exactement. Juste après, le Pr Salomon égrène tous les soirs le décompte macabre des victimes.

- Le 1er avril : « En France, le dernier bilan de l'épidémie fait état de 4 032 décès recensés à l'hôpital, soit 509 de plus en 24 heures. Quelque 56 989 cas ont été confirmés, tandis que 24 639 personnes sont actuellement hospitalisées (+ 1 881), dont 6 017 en réanimation (+ 452). Ce bilan ne tient pas compte des décès dans les Ehpad », sous vos applaudissements.
- Le 2 avril : 609 nouveaux morts à l'hôpital et la première estimation du nombre de morts en Ehpad indique 884 décès supplémentaires, sous vos applaudissements !
- Le 3 avril : 1 120 morts supplémentaires, sous vos applaudissements !
- Le 4 avril : 1 052 morts supplémentaires, sous vos applaudissements !
- Le 5 avril : 518 morts supplémentaires, sous vos applaudissements !
- Le 6 avril : encore 833 morts de plus, et 1 416 encore le 7 avril. Sous vos applaudissements.

Près de 7 000 morts en une semaine. C'est l'hécatombe ! Et encore des applaudissements, toujours des applaudissements… Il faudrait que tout cela s'arrête. Je ne pense pas que pendant les grandes épidémies précédentes, la peste, le choléra, la grippe espagnole, les gens applaudissaient comme ça. Nous devrions tous pleurer à nos balcons et ne pas applaudir. Mais il me semble que nous avons perdu toute dignité. Nous nous félicitons de résister sagement chez nous devant la télé. A l'époque du spectacle permanent, et des réseaux sociaux, tout devient performance. *The show must go on* ! La mort s'abat inexorablement sur nous et nous applaudissons, comme fascinés devant la beauté macabre et spectrale du spectacle offert par les pauvres artistes qui tournoient devant nos yeux : le gouvernement, l'OMS, la Chine, les pangolins, le virus, le Pr Raoult. Nous applaudissons, hébétés devant nos écrans, pendant que les malades en réanimation luttent, souffrent et meurent, que les familles qui viennent de perdre un proche ne peuvent même pas se recueillir et voir les corps de leurs défunts. Sur mon balcon, j'essaie de penser sincèrement aux soignants qui se battent contre la mort à mains nues et recouverts de sacs-poubelle à défaut d'avoir des gants et des combinaisons de protection adéquates. J'ai quand même du mal à croire que mes clappements de mains leur parviennent et les soulagent ne serait-ce qu'un moment. République…

X

Sous terre, en direction de la station Jacques Bonsergent.

A chaque fois que j'y repense ou que j'entends parler de personnel soignant, j'ai l'impression d'être personnellement concerné. Sûrement à tort. Tout ça parce que j'ai passé, il y a longtemps, un an dans un des instituts de formation en soins infirmiers (IFSI) de la Croix-Rouge à Paris. Après avoir complété ma thèse, j'avais suivi la formation en informatique qui m'avait été proposée, mais j'avais vite abandonné face à mon incapacité chronique et mon désintérêt pour la programmation. Ensuite, pour gagner ma vie, j'avais fait quelques petits boulots alimentaires et sans avenir dont l'un consistait à rentrer les prix de chambres d'hôtel dans la base de données d'une agence de voyages quelconque : voyages au bout de l'ennui. De guerre lasse et malgré ce que j'avais juré de ne plus jamais faire, de la recherche, j'avais fini par postuler pour suivre un stage postdoctoral en Australie. Mon avion avait décollé le 1er janvier 2002, jour du passage à l'euro, de l'aéroport Charles-de-Gaulle, noyé dans une tempête de neige, et dix-huit heures plus tard j'avais débarqué à Perth par 35 °C à l'ombre. J'avais passé quatre ans merveilleux là-bas à étudier les mécanismes du privilège immunologique de l'œil à l'université de Western Autralia.

A mon retour en France, j'avais encore effectué trois autres stages postdoctoraux. J'avais passé cinq ans et huit mois dans différents laboratoires parisiens. D'abord aux Cordeliers où j'avais travaillé sur différentes pathologies oculaires. Et puis, faute de financement en 2008, pendant un an, je m'étais retrouvé échoué à l'institut des vaisseaux et du sang à l'hôpital Lariboisière, l'une des pires expériences professionnelles de ma vie qui coïncidait avec l'agonie de mon père qui avait duré des mois, trimbalé de services hospitaliers en maison de repos puis en Ehpad où il était mort à petit feu. D'un jour sur l'autre, les nouvelles de mon père variaient constamment : un jour il allait sortir, le lendemain il était à l'article de la mort, le surlendemain il s'était remis à manger de bon appétit mais aussi à insulter les infirmières et à perdre la tête, ne me reconnaissant presque pas lors de mes visites régulières. C'était vraiment une période horrible, atroce. C'est pourtant lors de ces visites à l'hôpital, en voyant le dévouement du personnel hospitalier pour mon père, que je m'étais dit pour la première fois que c'était un métier qui pourrait me plaire. En parallèle, le Dr Florian Sennlaub avait bien voulu me proposer un nouveau poste en CDD dans son laboratoire pour travailler deux ans supplémentaires sur la dégénérescence maculaire liée à l'âge. Malheureusement, toutes les bonnes choses ont une fin. En décembre 2011, j'avais finalement presque atteint la limite de cumul de six ans en CDD dans des laboratoires français. Au-delà de cette période, l'INSERM allait être obligé de me titulariser. Mais plutôt que de proposer des contrats pérennes aux postdoctorants qui s'acharnaient pour faire avancer la science, ils préféraient mettre un terme à tous les contrats précaires qui risquaient de leur poser des problèmes. Ayant échoué aux concours du CNRS et de l'INSERM, seule possibilité d'obtenir un poste de chercheur statutaire, il avait bien fallu me rendre à l'évidence, il m'était dorénavant impossible de continuer à faire de la recherche, du moins en France. A quarante-deux ans, après une dizaine d'années de recherche fondamentale, il fallait que je me reconvertisse.

Je pensais que j'aimais « les gens », que je pouvais être utile. J'avais eu un peu l'expérience de l'hôpital. Plus jeune, en 1993, dans le cadre d'un petit boulot d'été, j'avais été agent de service hospitalier. Pendant deux mois, j'avais nettoyé les sols des couloirs et des chambres dans un service psychiatrique. Je me sentais à l'aise au milieu des fous. J'avais réalisé à quel point la frontière entre ce que l'on appelle folie et normalité est ténue. L'infirmière qui était venue un jour à l'improviste me faire des confidences sur « tout ce que l'on disait de mal sur elle dans son dos » (alors que je n'avais jamais entendu de telles rumeurs) m'avait paru beaucoup plus irrationnelle que certains des patients officiels. Mais je me rappelais surtout cette femme très âgée qui était terrorisée à chaque fois que je rentrais dans sa chambre pour faire le ménage parce qu'avec mes Docs Martins et ma blouse vert kaki de chirurgien, elle me prenait pour un nazi, un SS. Pendant la guerre, elle avait été raflée avec toute sa famille et envoyée en camp de concentration. Miraculeusement, elle et ses enfants avaient échappé à l'extermination, mais depuis près de cinquante ans, elle ne reconnaissait pas ses enfants qui malgré tout venaient la voir régulièrement à l'hôpital. Dans sa tête, ces adultes qui lui rendaient visite ne pouvaient pas être son fils et sa fille qu'elle imaginait toujours âgés d'une dizaine d'années seulement, et toujours à Auschwitz dans un autre baraquement. Cinquante ans à vivre enfermée dans un camp de concentration mental. Est-ce à cause du souvenir de cette personne ou de celui de mon père alité dans sa dernière chambre d'hôpital qui m'y avait fait réfléchir ? Je ne sais pas, mais au moment où il fallait que je pense à me reconvertir, l'idée de devenir infirmier avait rejailli dans ma tête.

J'avais donc passé les concours infirmiers et à la rentrée je m'étais retrouvé, à l'IFSI de la Croix-Rouge rue Dicot dans le XVe arrondissement de Paris, dans une petite salle de cours entouré d'étudiants, mais surtout d'étudiantes, tout frais émoulus du bac 2012. En plus des cours théoriques, j'avais aussi renfilé la blouse de soignant lors des stages prévus par l'équipe pédagogique. Lors du premier, je m'étais retrouvé dans une crèche. Assistant maternel ? Auxiliaire de puériculture ? Quel que soit le nom que l'on lui donne, ce métier est peut-être l'un des seuls (avec garagiste ?) qui ne s'exerce de façon professionnelle qu'à plat ventre, ou allongé sur le dos, à hauteur de bébé, en rampant le nez à trente centimètres du sol pour passer d'un poupon à un autre. Cette posture avachie, au moins en apparence, induisait une relation hiérarchique dissymétrique entre moi et la directrice de la crèche. « Alors comment se passe votre intégration ? Tout se passe bien ? » avait-elle demandé le deuxième jour. « Très bien madame, comme vous le voyez », avais-je répondu, étendu de tout mon long en chaussettes, avec du vomi sur mon T-shirt. Difficile de paraître crédible ainsi vautré et en tant qu'homme dans le milieu de la petite enfance quasiment exclusivement féminin. Les parents aussi me regardaient bizarrement. Que venait fabriquer ce vieux bonhomme dans une crèche ? Moi qui n'ai même pas d'enfants ? Chercher tétines, remplir biberons, changer couches, faire silence pendant la sieste des chers petits. Tout ça ne m'avait pas particulièrement passionné, n'avait surtout pas déclenché chez moi l'envie d'en avoir. Ni même ne m'avait donné une meilleure image de l'humanité. Dès le plus jeune âge, les premiers bambins qui commençaient à se tenir debout et à marcher imposaient leur volonté sur les plus jeunes, les moins costauds. De manière brutale : un coup sur la tête, une bousculade, et ils volaient le jouet en plastique dans la main des plus faibles, bien qu'il en existât au moins trois exemplaires identiques par ailleurs dans la salle des jeux. Violence ! Tout se joue à l'âge Playskool ! Piaget l'a sûrement théorisé avant moi, mais là, j'ai bien vu que comme chez les adultes, le bébé est un loup pour le bébé.

Lors de mon second stage pédagogique, je m'étais ensuite retrouvé dans le rôle d'infirmier à domicile. Très tôt le matin j'allais à la fondation Maison des Champs dans le XIXe arrondissement pour récupérer les clefs des personnes dites dépendantes chez qui, par équipe de deux, nous allions avec une infirmière ou un aide-soignant dispenser les soins. Ce qui revenait souvent à injecter de l'insuline qui était fréquemment conservée dans un petit panier en osier à température ambiante sur le poste télé, au lieu d'être gardée à 4 °C au frigo, comme il se doit. Néanmoins, je faisais bien attention de ne pas planter le stylo dans le même muscle que la veille, dans le haut de la cuisse gauche ou droite, ou dans le renflement du biceps bien en dessous de l'épaule, pour ne pas causer de nécrose. Nous étions là aussi pour refaire des bandages de contention, vérifier la bonne tenue des piluliers et la date de validité des ordonnances. Passer à la pharmacie pour racheter les médicaments qui manquent, convaincre les patients, souvent âgés, souvent des femmes, de se nourrir, de ne pas se laisser mourir. Vous savez, à quoi bon vivre quand on a quatre-vingts ans, que vous êtes seule parce que votre mari est mort depuis dix ans déjà et que votre famille, si vous en avez une, ne vient jamais vous voir et que votre seule distraction dans la vie c'est de regarder

Nagui dans « Qui veut prendre sa place ? », ou Jean-Luc Reichmann présenter « Les douze coups de midi » ? Je comprenais leur envie d'en finir, de se laisser aller, de disparaître sans laisser de traces, attendant que l'absence de nourriture ratatine leurs corps décharnés jusqu'à l'évanescence finale. Sans bruit, sans cri, sans douleur, pschitt ! Partir en fumée. Mais l'infirmière que j'accompagnais souvent dans ses tournées, elle-même pas très solide, les traits tirés par la fatigue et par la tristesse, malgré ses jeunes années, prenait un air de reproche et quelquefois menaçant car il fallait les engueuler, les forcer parfois, pour obliger ces personnes qui avaient l'âge de ses grands-parents à boire 100 ml de Fortimel goût vanille ou chocolat. Même s'il consistait le seul repas de la journée, cet apport suffirait pour que la patiente soit encore vivante lors de la visite du lendemain. Il n'y avait pas que les personnes âgées qui se laissaient aller. Certains diabétiques aussi qui ne contrôlaient plus leur glycémie depuis longtemps et dont le taux de sucre variait d'un extrême à l'autre en fonction de leur activité physique ou de leur gourmandise coupable. Mais quel est le sens de la vie quand il faut se piquer le bout des doigts dix fois par jour pour savoir si vous avez le droit de boire un verre de Coca ou de manger une part de tarte pourtant si appétissante ? Alors au diable les piqûres et tant pis si dans dix, quinze ou vingt ans, ils allaient se retrouver à l'hôpital pour une amputation d'un membre ou s'ils risquaient de perdre la vue ! Il y avait aussi ceux qui ne faisaient plus le ménage et la vaisselle depuis des lustres. Quand notre petit binôme infirmier se rendait chez ces gens-là, dont l'appartement était encombré, rempli jusqu'à la gorge de détritus à même le sol, sur les étagères, sur les fauteuils, dans toutes les pièces, dans un tel appartement totalement congestionné, avec à peine un passage pour se rendre du salon à la cuisine, il était bien difficile de trouver quelques centimètres carrés pour préparer le matériel pour appliquer un bandage, un pansement « propre », pour soigner un ulcère ou une plaie sur une jambe dont la peau tendue et rouge signalait une inflammation chronique.

Il y avait aussi cet autre patient, un monsieur d'environ soixante-quinze ans, très grand, un mètre quatre-vingt-quinze au moins, que j'avais vu tournoyer sur lui-même mais avec un équilibre précaire, tellement heureux d'avoir enfin pu se lever après des semaines pendant lesquelles il était resté alité. Mais quelques jours plus tard, m'étonnant de ne plus le voir dans l'appartement médicalisé de la fondation, on m'avait raconté qu'il était tombé et s'était fracturé la hanche. On parle trop rarement du fait qu'au-delà d'un certain âge, l'espérance de vie des personnes hospitalisées à cause d'une fracture de la hanche est de seulement 50 % au bout de deux ans. Les gens se laissent tout simplement mourir, las des escarres, las des soins, las de l'ennui. Ils refusent la maladie mais ne peuvent la vaincre qu'en disparaissant. Suicide hygiénique, social, ou nutritionnel, faites votre choix. Les toxicomanes, eux, ont choisi une manière plus directe. Ces cinq semaines de stage s'étaient révélées intéressantes. Il n'y a que quand on rentre chez les gens, dans leur intimité, que l'on se rend compte de ce que c'est que la détresse humaine.

Pourtant il y a aussi des patients qui tiennent à la vie malgré tout. Celle qui m'avait le plus frappé, c'était une personne que l'on voyait toujours en fin de tournée. Dans un appartement assez grand, situé dans une des tours immenses de l'avenue de Flandre, une vieille femme (ou peut-être pas si vieille), avec une moustache noire naissante, toute rabougrie ; bien avant que le COVID-19 n'existe, elle était déjà confinée à vie dans son lit directement collé à la fenêtre. Son maigre torse redressé par trois coussins, elle faisait face à l'écran de la télévision, un plateau-repas en travers des couvertures, et elle regardait avidement par la fenêtre la vie qui s'écoulait dix étages plus bas. Les gens qui vaquaient à leurs occupations dans la rue avaient la taille de fourmis et représentaient sa seule distraction. Lors d'une visite, exceptionnellement j'étais accompagné, non pas par la jeune infirmière fatiguée mais par un solide aide-soignant malien qui était toujours mis de façon impeccable, à l'anglaise. Pantalon à pinces, chemise immaculée sous un gilet en tweed, et un large manteau pied-de-poule. Il avait toujours un parapluie avec lui, qu'il utilisait le plus souvent comme un accessoire de mode « par respect pour les personnes que nous visitons », avait-il répondu quand je lui en avais fait la remarque. Ce jour-là, alors que nous nous préparions à repartir après avoir pris sa tension et renouvelé son pilulier, la patiente avait saisi l'occasion au vol d'avoir deux hommes musclés sur place, et elle nous avait demandé de la porter en dehors de son lit et de l'amener dans sa cuisine. C'est ce que fit tout seul l'élégant aide-soignant, car la patiente ne pesait pas lourd dans ses bras. Arrivée dans la cuisine, cette maigre femme s'était mise à pleurer comme une enfant. Cela faisait trois ans qu'elle n'avait pas quitté son lit et quelle n'avait pas revu les autres pièces de son appartement. En prenant congé, nous avions promis de refaire cela régulièrement. Je repense souvent à toutes les personnes que j'ai croisées durant cette période. Je me rappelle aussi cette ancienne journaliste qui était devenue tétraplégique dans un accident de voiture. Tous les matins, une équipe de soins à domicile allait faire sa toilette, la massait, changeait ses draps pour éviter les escarres, lui préparait ses repas, l'aidait à s'habiller. L'habillage était une étape délicate et malgré toute ma bonne volonté, je me faisais copieusement réprimander par cette patiente parce que je m'y prenais tellement maladroitement que je lui faisais mal à chaque fois que je tentais d'enfiler ses chaussettes au bout de ses pieds paralysés pour toujours. Une fois que sa toilette était finie et qu'elle était satisfaite de la façon dont elle était habillée, avec un palan situé au-dessus de son lit, les infirmiers et aides-soignants l'aidaient à s'installer dans son fauteuil électrique qui lui permettait de se déplacer dans son appartement et quelquefois en dehors vers le parc de la Villette. Son fauteuil possédait un petit joystick qu'elle pouvait diriger avec son menton et qui était relié par wifi avec son ordinateur. C'était son principal lien qui la rattachait à la vie, son but ultime. Ecrire son histoire.

Clairement je n'étais à ma place ni dans une crèche ni en infirmier ambulant, mais je pensais que j'allais enfin pouvoir donner la pleine mesure de mon talent d'empathie lors de mon troisième stage d'apprentissage qui avait lieu dans le service de cardiologie d'une clinique privée de la banlieue nord de la capitale. Blouse bleue sur les épaules et « crocks » blanches aux pieds, on allait voir ce que l'on allait voir. Et on a vu ! En fait de cardiologie, les patients présents dans les chambres étaient surtout atteints de diabète à des stades plus ou moins avancés. Chaque matin, après la transmission des informations importantes par l'équipe de nuit, c'était la tournée des prises de tension et la distribution des médicaments avec le petit-déjeuner. Puis pendant que les infirmières (car ici aussi, à part quelques médecins, il n'y avait pas d'hommes) effectuaient les premiers soins, je faisais la toilette de certains patients. En particulier celle d'un gentil monsieur, qui me rappelait mon père, la moustache en moins, à qui je donnais une douche tous les jours. Et tous les jours je remarquais de nouvelles zones bleuâtres sur sa peau. La nécrose gagnait du terrain chaque jour, sur son dos, ses fesses, ses jambes. Du fait de l'ischémie, consécutive à la nécrose de ses vaisseaux sanguins, sa peau partait en petits lambeaux, et malgré toute la douceur dont j'essayais de faire preuve en tentant de sécher mon patient en tamponnant son corps avec une serviette-éponge, j'avais plutôt l'impression d'accélérer le processus. Mais c'était juste la progression inexorable de la maladie. Les médecins s'arrachaient les cheveux pour savoir sur quelle partie du corps on pouvait encore poser un cathéter et toutes les semaines les infirmières devaient couper au bistouri des petits bouts de peau sans vie au niveau de ses pieds. L'expression « rongé par la maladie » n'a sûrement pas de meilleure illustration que le diabète. La maladie qui dévore le corps jusqu'au bout, comme chez cet autre patient qui ressemblait à un homme-tronc, étant amputé des deux jambes, et à qui il ne restait que trois doigts à chaque main, mais qui, rigolard, faisait des blagues salaces en draguant les infirmières. Pourquoi pas ? Elles-mêmes le renvoyaient dans ses cordes en plaisantant. Tant qu'il vous reste un doigt et un pouce préhenseur, tous les espoirs sont manifestement permis.

Pendant ce stage, je m'étais une nouvelle fois montré défaillant. A part la prise des tensions et quelques actes de soins réduits au minimum, j'étais incapable de réaliser correctement les toilettes, les prises de sang, la pause de pansements contre les escarres et les piqûres. J'étais donc relégué à des tâches exotiques, mais qui soulageaient les infirmières d'un certain poids, comme par exemple raser les poils du pubis et du scrotum d'un patient qui allait subir une opération pour réduire une fistule anale. Tâche essentielle s'il en est car le poil, réservoir bactérien par excellence, est la source préférentielle de l'infection nosocomiale, et en conséquence l'ennemi juré du chirurgien. A cause de ma gêne et de celle du patient, étendu nu, puis à quatre pattes, exposant ses parties génitales en pleine lumière, j'avais dû m'y reprendre à deux fois, avec mon petit rasoir électrique, pour que la peau desdites parties anatomiques ne présente plus aucune aspérité pileuse.

Malgré toute ma bonne volonté, il fallait bien me rendre à l'évidence, après avoir été rejeté par le monde de la recherche fondamentale, je me révélais être un infirmier inopérant, donc inutile. Ce constat d'échec se trouvait renforcé par mon opposition à l'équipe pédagogique de l'IFSI qui se bornait à dire que le soin doit s'adapter au patient (ce dont je voulais bien convenir ; on ne soigne pas un adolescent toxicomane, ou qui souffre de troubles de la personnalité, ou anorexique, comme on traite une personne âgée avec des antécédents cardiaques et un début d'Alzheimer), mais qui se refusait à comprendre qu'il fallait aussi adapter l'enseignement aux différents types d'élèves infirmiers (on n'enseigne pas de la même façon à une jeune étudiante tout droit sortie du bac sans aucune expérience de la vie active et à un homme de mon âge en reconversion professionnelle). Par conséquent, j'avais abandonné la formation d'infirmier au bout de la première année et j'étais décidé à aller tenter ma chance ailleurs. Je m'étais inscrit en dernier reccurs, et un peu à reculons, à une formation en recherche clinique.

XI

Toujours sous terre, vers Gare de l'Est.

16 avril 2020, il est 5 heures du mat' et bien que je n'aie plus de frissons, il m'est impossible de dormir. Je tourne et je retourne dans ma tête tous les mots que je voudrais cracher à la gueule de Didier Raoult. J'ai cru que les hommes, parce qu'ils portaient une blouse blanche, étaient forcément honnêtes. Mais en définitive, ce ne sont que des hommes comme les autres. Je me suis fait avoir, alors comment ceux dont ce n'est pas le métier ne se laisseraient pas berner par cet imposteur ? « Science sans conscience n'est que ruine de l'âme », disait Rabelais, or à l'IHU de Marseille il n'y a ni conscience ni même science. Le Pr Raoult s'est autoproclamé « star » du SARS. Mais il n'existe pas de star en sciences. Même les plus grands noms — Galilée, Newton, Koch, Pasteur, Einstein — n'ont pu révolutionner la science de leur époque qu'en se perchant sur les épaules de géants de leurs prédécesseurs Aristote, Pascal, Descartes, Copernic, Jenner, Pierre et Marie Curie, et uniquement en débattant avec leurs contemporains. La recherche scientifique est un travail collaboratif dans le temps et l'espace, entre les générations et par-delà les frontières. La recherche scientifique est un exemple de mondialisation réussie depuis des siècles. Ce travail du génie humain ne connaît aucune distinction de race, de nationalité, de religion, de genre, d'extraction sociale. C'est l'antithèse du star-system. C'est une mission, une quête ouverte à tous. Aux chercheurs de bonne volonté. A ceux qui souhaitent mettre leur temps et leur réflexion au service d'une cause qui les dépasse, la recherche de la vérité, d'une vérité, avec rigueur et humilité, pour tenter d'apporter leur pierre à l'édifice. Tous ceux-là sont les bienvenus et le royaume de la science leur est ouvert. Hélas, la rigueur scientifique et l'humilité sont deux qualités qui font cruellement défaut au Pr Raoult, qui prétend défendre la veuve et l'orphelin en ressassant inlassablement son idée fixe : la chloroquine, son soi-disant remède miracle, quitte à mentir. La

communauté scientifique n'est pas dupe. Elle a les moyens et la compétence pour évaluer les études issues de l'IHU de Marseille à leur juste valeur et les critiquer, parce qu'elles sont critiquables, à cause de leur méthodologie dévoyée.

Et ce n'est pas qu'une question de principe, la méthode scientifique est la seule méthode qui permette de déterminer si la chloroquine est réellement efficace pour soigner les malades de cette terrible pandémie et pour les empêcher de se retrouver en réanimation et éventuellement d'en mourir. Or cette méthode requiert un essai clinique en double aveugle, randomisé, avec un groupe traité comparé à un groupe placebo et qui inclut des patients au même stade clinique. Manifestement, le Pr Raoult qui voudrait être une star est un piètre scientifique incapable de réaliser un essai clinique de qualité. De nouvelles études arrivent, rigoureuses celles-ci, qui démontrent que la chloroquine n'a au mieux pas d'effets bénéfiques, et qu'elle tend même à aggraver l'état clinique des patients. Par ses mensonges, le Pr Raoult a dévoyé la science, il a trahi la confiance, et c'est bien là son pire crime.

Je ne sais pas comment faire prendre conscience aux personnes qui m'entourent que ce que le professeur prétend n'est pas ce que les études démontrent. Malheureusement, à l'exception des chercheurs, la population des gens « normaux » — les caissiers, boulangers, garagistes, fleuristes, policiers, avocats, architectes, journalistes, et les politiques — n'a pas le bagage scientifique pour comprendre et critiquer les études du professeur Raoult et une grande partie d'entre eux l'adorent tel un messie, un nouveau gourou. Tous ceux à qui le Pr Raoult a distillé le poison de l'espoir vont en ressentir l'amertume lorsqu'il sera déçu. Mais leur réflexe sera de se tourner contre les messagers porteurs de la mauvaise nouvelle, même si c'est la vérité, plutôt que contre celui qui leur a fait miroiter une guérison facile et rapide mais irréelle. Malheureusement, le Pr Raoult n'est pas tout seul, et pour les mêmes raisons le Pr Perronne, et messieurs Muselier et Estrosi, Eric Zemmour et les autres ont trop parlé, ont trop menti. Hélas, le mal est fait. Les cœurs et les cerveaux ont été contaminés, pervertis pour des années. Nous allons avoir à subir dans le futur les mensonges des étudiants formés par Raoult à l'institut hospitalo-universitaire de Marseille, des centaines de petits Raoult, suffisants et incompétents qui vont sévir pendant les prochaines crises sanitaires.

Pendant ce temps, madame Vidal, la ministre de la Recherche, ne fait rien. On bafoue la science, on ment, on triche, on manipule les données, on escamote des contrôles, on insulte les chercheurs intègres, et elle ne réagit pas. Elle est aux abonnés absents ! Elle est censée protéger la recherche en France, la faire rayonner dans le monde. A cause d'elle et du Pr Raoult, nous en sommes la risée. L'incompétence et l'inaction de la ministre sont révoltantes. J'osais imaginer que quelqu'un dans sa position n'accepterait pas qu'on bafoue la vérité, ne permettrait pas que l'on remette en cause la méthode scientifique, serait intransigeant sur l'éthique, ferait fermer administrativement l'IHU de Marseille, tenterait au moins de donner des moyens suffisants aux chercheurs pour qu'ils puissent accomplir leur mission, que la ministre se battrait contre le système de financement actuel qui favorise les passe-droits et les promotions par copinage, qu'elle prendrait en charge la formation scientifique des médecins, qu'elle prônerait la recherche à l'école dès le plus jeune âge et la démarche scientifique à la télévision, qu'elle lancerait des actions pour organiser des formations scientifiques pour les journalistes et les hommes politiques, qu'elle serait une ministre de la recherche POUR la recherche. Mais non ! Elle a complètement disparu des radars durant la pandémie, pendant cette période où la science était plus que jamais essentielle.

Les adorateurs de Raoult, les « antivax », et les amoureux des complots vont prétendre que depuis que je travaille sur le COVID, j'ai changé d'avis ! Que j'ai viré ma cuti ! Ils vont soutenir que je suis à la solde des grands laboratoires pharmaceutiques. Hélas ! Ce n'est pas parce que je serais prétendument vendu au grand capital et aux grands laboratoires pharmaceutiques que j'affirme que l'hydroxychloroquine ne sauve pas la vie des patients atteints du COVID, mais parce que malheureusement c'est vrai. Ce n'est pas parce que l'on travaille dans l'industrie pharmaceutique que l'on est obligatoirement malhonnête. A l'inverse, être financé par des fonds publics n'empêche pas certains de falsifier la réalité.

Je ne suis pas là pour défendre le système, mais il faut être un peu pragmatique et je n'imagine pas un monde sans médicaments. Plus d'aspirine contre la migraine, plus de paracétamol, d'antidouleurs, plus d'antibiotiques, plus d'insuline pour les diabétiques. Les comprimés de Doliprane ne poussent pas dans les arbres. Et l'hydroxychloroquine ne se cueille pas à la belle saison au milieu des fraises. Pas plus que les traitements anticancéreux ne naissent dans les choux et la pilule progestative dans les roses. Tous les médicaments sont issus d'une production humaine. Les médicaments sont des produits de la recherche La population française est une des plus médicalisées d'Europe, et pourtant on entend beaucoup de personnes s'insurger contre les traitements. Caprices d'enfants gâtés. Allez demander aux habitants de pays moins favorisés ce qu'ils pensent des médicaments… qu'ils n'ont pas. Si un jour on m'annonce que j'ai un cancer, je serai bien content d'avoir accès à un traitement. Bien sûr, les patrons qui dirigent les grands laboratoires pharmaceutiques ne sont pas des philanthropes. En France, nous avons beaucoup de chance que la Sécurité sociale prenne en charge nos dépenses de santé individuelles. Aux Etats-Unis, quand quelqu'un n'a pas les moyens de payer son traitement anticancéreux, il doit lancer une cagnotte s'il a des amis, ou bien il meurt. Dans un monde idéal, les brevets sur les médicaments devraient être levés et libres d'accès et les médicaments devraient être accessibles gratuitement par tous et partout. Comme l'eau et toutes les ressources de première nécessité, mais malheureusement nous ne vivons pas dans un monde idéal. Et je ne peux pas le changer par un simple coup de baguette magique, mais j'essaie de faire ma part. Je ne suis pas un grand fan des médicaments, mais par-dessus tout je n'aime pas les maladies. Mon travail n'a de sens que dans le fait que je tente d'éradiquer les pathologies en développant de nouveaux traitements pour qu'il n'y ait plus aucune personne qui en souffre sur cette planète. J'ai du mal à comprendre ceux qui prétendent qu'ils pourraient facilement s'en passer.

XII

"When you believe in things you don't understand
Then you suffer"

(Stevie Wonder, *Superstition*)

Bloqués entre Gare de l'Est et Gare du Nord.

Comme c'est trop souvent le cas, le métro s'est brutalement trouvé privé de jus, la rame a été plongée immédiatement dans le noir et notre moyen de transport s'est mollement arrêté après une petite dizaine de mètres parcourus grâce à sa seule inertie. Après quelques secondes, le générateur de secours s'enclenche et une pâle lueur orange baigne maintenant les voyageurs qui m'entourent, juste assez pour voir leurs silhouettes et les visages des plus proches, mais insuffisante pour que je puisse reprendre ma lecture ; je ne distingue plus les caractères d'imprimerie. Personne ne dit rien, mais l'on sent l'exaspération monter. La voix grêle et nasillarde du chauffeur résonne, lointaine, dans les haut-parleurs. « Mesdames et messieurs, nous sommes immobilisés à la suite d'une panne de courant, je vous prie de ne pas tenter l'ouverture des portes pour votre sécurité. Désolé pour la gêne occasionnée. » On ignore combien de temps ça va durer et quelques personnes soufflent et se mettent à râler en sourdine. On sait bien que toute rébellion est inutile. Encore du temps perdu. A raison d'une minute par trajet et d'un aller-retour tous les jours passé dans l'immobilisme forcé, au bout de vingt ans la RATP aura dilapidé 2 minutes x 365 jours x 20 ans = 14 600 minutes, c'est-à-dire 243 heures, soit 10 journées entières de ma vie et de celle de toutes les personnes qui sont bloquées avec moi et dans toutes les rames précédentes et celles nous suivant, forcément également impactées par cette panne de courant. Une vie, des éternités ! C'est moins que trois mois de confinement, mais justement, on n'a plus de temps à perdre ; il faut vivre vite. Je passe le temps en conjectures. Est-ce que cette panne est due à un incident voyageur ? A des imbéciles descendus sur les voies pour faire les malins, ou bien est-ce que dehors une guerre atomique a été déclenchée et Paris a été bombardé ? Si cela se trouve, il ne reste rien à la surface, nous sommes peut-être les derniers survivants, mais pas pour longtemps, nous allons au bout de quelques heures mourir asphyxiés par manque d'oxygène. Est-ce que l'on pourrait se sauver, remonter à la surface ? Mais cela ne serait que pour se faire irradier immédiatement. L'immobilité a horreur du vide, il faut trouver des raisons, des solutions.

Bloqués ! En avril 2020, face au sentiment d'inutilité qui nous étreint, tous coincés dans nos vies empêchées, essayant de profiter du temps libre qui nous échoit, tout le monde cherche une solution à la pandémie qui nous frappe, même ceux dont ce n'est pas le métier. Comme s'il suffisait de réfléchir cinq minutes sur un coin de table pour revenir à la situation d'avant. Tout le monde y va de sa petite molécule qui résoudrait notre petit problème en un rien de temps, comme si personne, dans les laboratoires, dans les ministères et les hôpitaux, n'était en train de faire ce qu'ils peuvent pour trouver un remède. C'est ainsi que fin avril 2020, un ami me transfère le message envoyé par une de ses relations, accompagné d'un lien internet, et me demande ce que je pense des macrolides dans la lutte contre le COVID. Or l'ignorance fait le lit du complotisme. Comme pour l'hydroxychloroquine, l'auteur de ce message, bien que ce ne soit pas son domaine, imagine qu'une solution médicamenteuse existerait déjà pour lutter contre le COVID, mais que les autorités refuseraient de la mettre à disposition de la population.

Il faut admettre qu'entre les amis, les médecins qui passent à la télé, les réseaux sociaux, les médias en général et les experts autoproclamés, il est bien difficile de faire le tri entre toutes les sources d'information fiables ou mensongères sur la question du COVID. Hélas, même les médecins peuvent se tromper, surtout quand il s'agit de parler de science. C'est effarant de se rendre compte à quel point leur bagage scientifique est relativement pauvre. Les médecins et les scientifiques, deux populations bien distinctes. Nous ne faisons vraiment pas le même métier. Malheureusement, beaucoup de médecins prétendent être des bons scientifiques alors que ce n'est pas le cas. Pour bien comprendre la différence entre médecins et scientifiques, dans les publications scientifiques, vous verrez souvent le nom de leurs auteurs suivi de deux ou trois lettres qui correspondent à leurs diplômes : MD et PhD. MD pour *medical doctor*, un doctorat en médecine, et PhD, du latin *phylosophiae doctor*, autrement dit une thèse en science. On fait croire aux premiers, les médecins en formation, qu'il est humainement possible d'avoir un doctorat dans ces deux domaines. En effet, afin d'accéder aux postes les plus prestigieux, afin de devenir professeurs, ils sont obligés par le système de se démarquer et donc en plus de leur doctorat en médecine de faire une thèse de science. Mais les pauvres n'ont pas le temps, en plus de leurs études, de leurs gardes à l'hôpital et de tous les soins qu'ils doivent apporter à leurs malades, de consacrer du temps à la recherche scientifique. Alors, sous prétexte de faire de la recherche, ils passent une ou deux demi-journées tous les mois au laboratoire pour discuter des résultats avec leur technicien ou technicienne attitré. Ils survolent les données, entre deux cafés, et n'ont aucun sens de ce que c'est que de produire des résultats scientifiques expérimentaux. Une thèse sérieuse en biologie nécessite de trois à quatre ans de travail laborieux, acharné, à plein temps bien au-delà des trente-cinq heures avec parfois des expériences qui se prolongent sur la nuit, et qu'il faut recommencer plusieurs fois, et qui la plupart du temps ne marchent pas comme prévu. Les médecins qui passent de loin en loin au laboratoire ne se confrontent pas aux vraies difficultés de la recherche, qui sont en réalité à la source des réflexions profondes qui mènent aux vraies découvertes. Ils restent la plupart du temps en surplomb, se contentant souvent de faire de la bibliographie qu'ils résument dans un gros pavé (contenant les résultats des expériences que les petites mains qui travaillent pour eux ont faites à leur place) que le monde académique prétend être une thèse. Ils obtiennent ainsi leur « PhD », le suffixe qui leur ouvre de nouvelles portes au sein de l'hôpital. Mais c'est souvent une thèse au rabais, vaguement l'équivalent d'un master

2. Malheureusement, ils croient (de bonne foi puisque c'est ce qu'on leur fait croire) que c'est une vraie thèse de science.

L'enfer est pavé de bonnes intentions et il n'y a pas de raison de remettre en cause leur envie profonde de vouloir faire une différence dans le monde au niveau médical et scientifique, mais à part quelques-uns, qui ne représentent qu'une minorité hélas, les médecins n'ont pas l'esprit scientifique. Etre un scientifique, c'est accepter l'incertitude, la possibilité de l'erreur, c'est la remise en question permanente. Etre médecin est l'exact opposé. Pour être médecin, il faut être pétri de certitudes. Imaginez que vous soyez en consultation et que votre généraliste vous dise : « Je ne sais pas si c'est un rhume ou un cancer, nous verrons bien. » Vous ne l'accepteriez pas. Vous voulez qu'un médecin vous rassure et surtout qu'il soit sûr de lui : c'est juste un rhume ou malheureusement c'est un cancer. Vous êtes venu chercher une certitude, un diagnostic fiable, pas une hypothèse. Si votre médecin semblait hésiter tout le temps, vous en changeriez. Alors le médecin doit choisir et même s'il n'est sûr de lui qu'à 95 %, malgré les 5 % de doute qui subsistent, il vous dira (et il aura raison) qu'il est certain de son diagnostic. Ne vous méprenez pas sur mes intentions. Je ne suis pas en train de dénigrer le travail admirable des médecins, qui est de soigner des patients, et que je serais bien incapable de faire. Non, je dis juste que les médecins ne sont pas des scientifiques, et n'ont pas (sauf rares exceptions) l'esprit scientifique, parce que l'essence même de leur métier exclut l'incertitude et le doute, et qu'ils ont été formés comme cela. Malheureusement, et c'est là que le bât blesse, au bout d'un moment, cette certitude inébranlable du médecin en tant que professionnel devient une sorte d'identité personnelle. Il y a un mélange qui s'opère, une collusion, ou une confusion si vous préférez. Je suis un bon médecin parce que je suis sûr de mon diagnostic, devient ; je suis une bonne personne parce que je suis sûr de moi. Et bientôt le doute n'existe plus, non seulement dans le domaine médical, mais cela a tendance à s'étendre à tous les domaines adjacents, en particulier celui de la recherche en biologie. Vous connaissez sûrement la devinette qui dit : quelle est la différence entre Dieu et un chirurgien ? Et sa réponse : Dieu, lui, ne se prend pas pour un chirurgien. Humour révélateur de cette confusion qui s'opère et qui s'est aggravée lorsque quelqu'un a eu l'idée saugrenue de demander à des médecins de faire en plus de leurs études de médecine une thèse de science. Les notions de docteurs (MD et PhD) se retrouvent mêlées, et ce ne sont pas les médecins qui vont s'y opposer en arguant de l'incompatibilité avec leur emploi du temps, puisqu'ils ont acquis une sorte de sentiment d'infaillibilité. On pourrait s'étonner alors qu'à l'inverse on ne demande pas aux scientifiques de faire un doctorat en médecine. C'est parce que l'on sait bien au fond que c'est impossible de rajouter huit ans d'études médicales, au minimum, à quatre années de recherche. C'est pourtant ce que l'on exige des médecins. C'est totalement absurde, cela revient à obliger un pianiste international à obtenir en parallèle un diplôme d'avocat ou de je ne sais pas quel autre métier qui n'a rien à voir.

Malheureusement, puisque l'on imagine que les médecins sont également des chercheurs, la société établit une sorte de hiérarchie où les médecins ont la prépondérance sur les scientifiques, ce qui influe fortement sur le déroulement des essais cliniques qui légalement doivent être menés sous l'égide d'un médecin. En donnant la lourde responsabilité juridique au seul médecin, on subordonne donc la « recherche » au seul terme « clinique » alors que le but premier des recherches chez l'homme est justement de faire de nouvelles découvertes et pas de soigner des patients. Il faudrait inverser le rapport entre ces deux pôles ou au moins effectuer un rééquilibrage. L'idéal serait que ce soient les chercheurs (ceux qui ont un esprit scientifique) qui dirigent les recherches et que les médecins ne soient impliqués que dans un rôle de consultants afin de vérifier que la recherche proposée ne présente pas de risques médicaux pour les personnes à qui les scientifiques vont offrir de participer à l'étude. Je ne parle pas ici d'éthique, car les médecins et les chercheurs n'ont pas plus ou moins d'esprit éthique les uns que les autres, et pour y veiller il existe déjà les comités de protection des personnes, les CPP (ceux que le Pr Raoult ignore systématiquement) qui regroupent associations de patients, médecins, chercheurs, philosophes ou spécialistes de l'éthique et qui, au nom des patients et de la société, veillent au respect des personnes au regard de l'intérêt et de l'utilité scientifique des recherches envisagées.

Bien sûr, la médecine se fonde sur les connaissances les plus pointues en biologie, qui sont acquises grâce au travail des chercheurs. Il est donc nécessaire que les médecins connaissent les dernières avancées scientifiques en biologie, immunologie, physiologie, etc. en rapport avec leur domaine médical. L'apprentissage de ces connaissances doit donc être intégré à leur cursus, mais le fait qu'ils soient de bons médecins n'implique pas nécessairement qu'ils connaissent la méthode scientifique. Il n'est pas nécessaire d'avoir un doctorat en thermodynamique ou en mécanique pour conduire une voiture. Malheureusement, du fait qu'ils ont obtenu un doctorat en science, sans s'être véritablement coltiné les difficultés liées à la recherche expérimentale, les médecins pensent sincèrement qu'ils maîtrisent la démarche scientifique, ce qui est clairement inexact. Pourtant certains médecins (et là il faut citer Karine Lacombe qui est l'une des seules, voire la seule à ne pas avoir commis le moindre contresens scientifique sur le COVID) avaient déjà peut-être en eux de façon innée cette méthode scientifique, cette façon de penser via le doute et non la certitude, ou bien alors ils l'ont acquise au cours du temps en étant confrontés à des chercheurs et du fait de leur intérêt propre. Mais malgré ces rares exceptions, il a résulté de cette conjonction de faits— une formation scientifique limitée, alliée à une sensation d'infaillibilité liée à la fonction de médecin, et la confusion entre les deux types de doctorats — un véritable désastre de communication scientifique télévisuelle en rapport avec le COVID.

Si l'on demande son avis à un « bon » scientifique sur un sujet quelconque, il répondra sûrement en évoquant une hypothèse très excitante mais qui reste à vérifier et il conclura rapidement en disant la seule chose qu'il est sûr de savoir : c'est qu'il ne sait pas. Ce qui laisse le public sur sa faim et le pousse à aller sur internet chercher des informations, non vérifiées et non vérifiables, gonflant le flot des proies faciles pour tous les manipulateurs qui rôdent. Si vous demandez à un « bon » médecin ce qu'il pense du COVID, il vous répondra n'importe quoi (NB : ici la notion de « n'importe quoi » peut inclure « la vérité ») mais de façon très convaincante. Michel Cymes en est un exemple frappant. En mars 2020, quelques jours avant l'annonce du confinement, le fameux médecin favori des médias avait été invité sur le plateau de l'émission « Quotidien » et, à la question pressante sur l'imminence ou non d'un confinement et sur la dangerosité du virus que lui avait posée le présentateur, il avait répondu de manière inconsidérée que ce n'était qu'une petite grippe sans réel danger et que le confinement n'aurait pas lieu. Clairement, il n'en savait rien, mais il lui était impossible de dire autre chose puisqu'en tant que médecin l'aveu d'ignorance était exclu. D'autre part, comme professionnel de la santé ultra-médiatisé qui se fait appeler « *Dr Good* », il était évidemment tenu de rassurer son public en annonçant une bonne nouvelle qui en réalité n'était basée sur aucun fait scientifique. A sa décharge, on peut lui accorder qu'un an plus tard il a reconnu publiquement s'être trompé, mais sans comprendre lui-même les raisons de cette erreur de jugement, et s'il a eu cet accès d'honnêteté c'est assurément dans le but de garder une certaine crédibilité auprès de sa clientèle. C'est un autre aspect qui différentie les scientifiques, qui œuvrent à l'écart du monde, des médecins qui ont besoin d'une clientèle pour vivre.

En termes de communication, l'existence de cette « clientèle » confère aux seconds un net avantage par rapport aux premiers. En effet, les médecins communiquent tous les jours non seulement entre confrères et consœurs mais aussi avec le « public » non averti que sont leurs patients. Ceci leur a permis d'acquérir une certaine dextérité dans la vulgarisation « scientifico-médicale » afin de délivrer leur diagnostic de façon intelligible pour le commun des mortels. Les scientifiques, eux, ne communiquent qu'entre eux, soit pendant des colloques ou des séminaires, soit par le biais d'articles scientifiques qui ne sont lus que par quelques dizaines (centaines au mieux) de leurs collègues. Mais jamais les chercheurs ne parlent directement de leurs recherches avec des non-scientifiques. Ils ont bien essayé remarquez, lors des réunions de famille par exemple, mais cela s'est forcément toujours soldé par un échec. Quand leurs amis ou parents leur demandent sur quoi ils travaillent, ils essayent de décrire leur sujet d'étude, mais dès les trois quarts de leur première phrase ils s'arrêtent, car ils voient dans les yeux de leurs interlocuteurs que ceux-ci ne connaissent même pas la signification d'un mot sur deux qu'ils utilisent. Cellules, bactéries, gènes, sélection, reproduction, ARN, RT-PCR, anticorps, neutrons, particules, chromatographie, etc., tous ces mots n'évoquent rien pour 99 % des gens. Alors, à moins de s'infliger trois heures à expliquer le moindre de ces termes, ils ont abandonné. Et avant de passer du fromage au dessert parce que c'est l'anniversaire de grand-mère et qu'au fond tout le monde s'en fout de ce qu'ils font vraiment dans leur laboratoire, ils sont restés vagues et élusifs sur leur activité. « Je travaille sur les mollusques, j'étudie les planètes, j'essaie de calculer la force des tempêtes, je m'intéresse aux virus, j'observe des cellules nerveuses en culture… » Explications qui finalement suffisent aux curieux qui ont osé poser la question, et le scientifique se retrouve seul au bout de la table ou au fond du jardin en fumant un cigarillo, les yeux perdus dans le vide ou rivés sur les étoiles (ce qui en termes de physique revient au même). Le chercheur passe ainsi pour un original, un hurluberlu, pas très doué pour communiquer et qui occupe toutes ses journées à essayer de résoudre des problèmes que lui seul, et quelques autres individus dans son genre dans le monde, se posent. C'est un solitaire, dira-t-on. C'est surtout un incompris. Cela explique sûrement pourquoi presque tous les scientifiques que je connais se marient entre eux. Ils se sont rencontrés au coin d'une paillasse, et ils ont enfin trouvé quelqu'un qui les écoute et peut les comprendre (c'est probablement ce que j'aurais dû faire moi-même, mais c'est une autre histoire). Cela explique aussi en partie pourquoi les scientifiques interviewés sur les plateaux de télévision à propos du COVID ont été si décevants.

XIII

Toujours coincés dans le métro.

Le courant est enfin revenu, et avec lui la lumière, mais nous avançons de quelques mètres seulement et puis nous nous arrêtons à nouveau, et comme ça encore plusieurs fois. C'est pour « régulation » a dit notre chauffeur, enfin c'est ce que j'ai cru comprendre ou bien que j'ai deviné par habitude à travers les sons crachotés par le haut-parleur. On fait quasiment du surplace et j'imagine la foule qui s'agglutine et se presse sur le quai de Gare du Nord et qui nous attend impatiemment pour se jeter sur nous, pour piquer un siège si possible.

On patine comme les médias pendant le COVID. Les journalistes ne sont pas exempts de reproches dans ce désastre. Les journalistes sont formés, ou plutôt formatés pour interviewer des hommes politiques. Mais pas des médecins et des scientifiques. Ils ne sont aucunement impressionnés par des députés, des ministres ou même le chef de l'Etat. Pour eux, ce sont des clients classiques qu'ils ont l'habitude de côtoyer en plateau et même souvent en dehors. Les journalistes les connaissent bien avec leurs combines, leurs éléments de langage et leur rhétorique. Lorsqu'ils font bien leur travail, les journalistes sont capables de mettre les hommes politiques en face de leurs contradictions, de leur rappeler leurs déclarations des années passées qui s'opposent totalement aux messages qu'ils essaient de véhiculer aujourd'hui. Les journalistes sont bien entraînés à ce petit jeu-là. Mais mettez-les en face d'un quelconque professeur de médecine, d'un chef de service de réanimation, d'un directeur d'hôpital, ou même d'un simple laborantin, et là ils sont complètement perdus. Fascinés. Comme des enfants dans un monde de grandes personnes. Ils sont éblouis par les titres ronflants des professionnels de santé qu'ils ont en face d'eux. Comme la plupart des gens, leur ignorance dans le domaine médical et scientifique est totale et ils doivent se faire expliquer la signification du moindre terme biologique : une cellule ? Un virus ? Un ARN ? Mais qu'est-ce que c'est ? Ils n'en ont aucune idée. Ou même de l'intitulé du titre ou de la spécialité dudit professeur. Microbiologie ? Virologie ? Immunologie ? Epidémiologie ? Urgences ? Réanimation ? Mais qu'est-ce donc ? A croire qu'ils n'avaient même jamais mis les pieds dans un hôpital à part pour se faire prélever les amygdales quand ils avaient dix ans. « Ah bon ? Vous travaillez dans un hôpital ? Avec des personnes malades ? A Marseille ? A Garches ? A Avicenne à Bobigny ? Dans les quartiers pauvres qui ceinturent les grandes villes, la banlieue rouge ? Vous voulez dire qu'il n'y a pas que l'Hôpital Américain à Neuilly, ou la Pitié-Salpêtrière ? Mais c'est extraordinaire ! » Presque choqués par tant de nouveauté, les politologues reconvertis à la va-vite en journalistes scientifiques sont admiratifs. Les voilà introduits dans un autre monde dont ils n'imaginaient pas même l'existence. Tels des lapins pris dans les phares d'une voiture qui leur fonce dessus, ils sont tétanisés. Ils n'ont rien à dire, alors ils déroulent le tapis rouge pour leurs invités, et dans les pires des cas ils leurs servent la soupe, ils font la promotion de leur célèbre professeur, celui ou celle dont ils ont eu tant de mal à s'assurer la prétendue exclusivité. Ils quémandent, comme des enfants apeurés auprès d'adultes tout-puissants, une explication à toute cette panique sanitaire mondiale. Ils s'effacent devant le prestige des titres des personnes qu'ils interviewent et qu'ils prennent pour un gage de sagesse. La voie est alors libre pour les experts scientifiques, les nouveaux dieux des plateaux télé. Et si par malheur l'invité qu'ils interviewent est un charlatan, les journalistes sans éléments réels de contradiction, sans esprit critique et sans connaissances scientifiques sont bien en peine de pouvoir pointer du doigt ses erreurs. Alors bien sûr, les journalistes, presque par réflexe, dans l'espoir de créer une polémique quelconque à laquelle ils n'entendent rien de toute façon, essaient comme ils le peuvent de relancer leurs interlocuteurs :

« Euh… Certains de vos collègues remettent en cause les résultats de votre étude, monsieur (Raoult, ou Perronne, ou je ne sais qui). Qu'en

pensez-vous ? Qui a raison ? La France entière est suspendue à vos lèvres.
— Ce sont les Chinois qui ont les premiers annoncé que l'hydroxychloroquine était le traitement de prédilection contre cette maladie et c'est pour cela que mes collègues parisiens ne veulent pas admettre la vérité, mais personnellement je n'ai aucune raison de croire que les autorités chinoises aient menti.
— Oui, mais depuis ces derniers mois il n'y a eu selon vos collègues aucune preuve sérieuse de son efficacité et depuis, de nombreuses études semblent démontrer que l'hydroxychloroquine est même dangereuse.
— Ecoutez-moi, qui est le spécialiste mondial des maladies infectieuses ici ? C'est moi ou vous ?
— Euh… C'est vous.
— Exactement ! Alors arrêtez de me poser des questions stupides de journaliste parisien qui n'y connaît rien. Je daigne venir sur votre plateau vous expliquer ce qui se passe. Je n'ai pas besoin de vous. Je suis le spécialiste mondial, l'un des plus grands, sinon le plus grand scientifique de la planète, alors épargnez-moi vos commentaires inutiles. Si je vous dis que l'hydroxychloroquine est la solution contre la pandémie, qui êtes-vous pour remettre mon avis en cause ? Personne. Alors taisez-vous, monsieur… (monsieur Pujadas, madame Ruth Elkrief, ou un autre journaliste, peu importe). Moi, je sauve les gens tous les jours ! Les Marseillais se pressent devant mon hôpital pour recevoir de l'hydroxychloroquine. Monsieur Trump aux Etats-Unis et monsieur Bolsonaro au Brésil recommandent à leurs populations de se soigner avec de l'hydroxychloroquine grâce à moi. Alors ? Moi, je n'ai rien à prouver, et ce n'est pas parce qu'une étude frauduleuse dit l'inverse que je vous laisserai remettre en doute la confiance que le peuple français m'accorde. Si vous ne comprenez pas, plutôt que de me poser des questions sans intérêt, réécoutez mes interviews sur YouTube où je dénonce le plus grand scandale sanitaire du XXIe siècle !
— Ça fait beaucoup de matériel. Vous n'avez pas arrêté de parler à différents médias, pourquoi ne pas en faire un livre ?

— Ah oui ? Vous pensez ? Vous voyez que quand vous voulez, vous pouvez être utile. C'est une bonne idée ça, je pense que cela intéresserait les Français qui m'adorent.
— Et comment l'intituleriez-vous ?
— Je ne sais pas. Pourquoi pas *COVID-19, la guerre antivirale* ? Ou quelque chose dans le genre, un truc militaire, dans ma famille on a toujours fait de la résistance.
— Justement, quelles sont vos relations avec le président de la République ? Vous lui parlez régulièrement ? J'en déduis donc que vous êtes d'accord avec Emmanuel Macron, et son discours aux accents martiaux pour annoncer le premier confinement ? Pour vous aussi, la pandémie, c'est une guerre ?
—Oui ! C'est la guerre, la guerre des trachées ! Tiens ! Voilà un bon titre pour un bouquin sur le COVID-19 ! Je suis génial, vous ne trouvez pas ?
— Oh ! Oui ! Même si vous avez tort… Peu importe, cela fera sûrement un carton en librairie avec toute cette polémique…
— Ecoutez, moi, le grand professeur, je n'ai pas besoin de vos sarcasmes, puisque vous osez douter de ma bonne foi et que vous préférez faire confiance aux élucubrations de mes collègues parisiens, parce qu'ils font partie du système, je préfère quitter le plateau ! »

Fin de la discussion, le voilà parti comme un enfant pourri gâté. Le journaliste en a eu pour son argent. Un clash ! Le buzz ! En direct, devant dix millions de spectateurs ébahis. Personne n'a rien compris, mais ce qui restera dans tous les esprits, c'est la conviction que comme le professeur a claqué la porte du studio en colère, il devait sûrement être sincère. Ce qui veut dire que l'hydroxychloroquine doit forcément marcher, même si les gouvernants refusent d'en distribuer aux pauvres malades qui meurent parce qu'ils sont dans la main des laboratoires pharmaceutiques. Et voilà, grâce à l'ignorance des journalistes, l'hypothèse de l'existence d'un complot mondial, orchestré par Bill Gates et Huawei, le géant de la téléphonie connectée à la 5G, vient d'être accréditée en public à l'heure de plus grande audience, et il sera maintenant bien difficile de faire machine arrière et de regagner la confiance de la population.

Devant tant d'absurdité, je me réfugie dans Montaigne, dont les paroles sur le sujet sonnent toujours aussi vrai à presque cinq cents ans de distance : « Il n'est rien cru si fermement que ce que l'on sait le moins, ni gens si assurés que ceux qui nous content des fables, comme alchimistes, pronostiqueurs, judiciaires, chiromanciens, médecins, *id genus omne (toute cette engeance).* »

Il y a bien quelques rares exceptions dans les rédactions, comme Margaux de Frouville, cette courageuse journaliste du service scientifique de BFM TV qui a osé, le 4 juin 2020 (date historique dans le monde du reportage), poser une question relative au schéma de l'étude du professeur Raoult sur l'hydroxychloroquine. La pauvre ! A peine avait-elle terminé sa phrase que le grand professeur s'est offusqué et l'a rabrouée vertement et de façon quelque peu cavalière. On ne pose pas de questions scientifiques au professeur Raoult. D'ailleurs, il a réagi de la même manière lors de son audition par la commission d'enquête mise en place par les députés. Il a tout simplement refusé un débat contradictoire avec un autre virologiste réputé : le professeur Yazdan Yazdanpanah. Pourtant, même si le public n'y est pas habitué, le débat, les controverses scientifiques, les discussions contradictoires sont justement une partie essentielle de la recherche. Sans ces débats, on ne peut que stagner.

Voilà pour les journalistes honnêtes, et puis il y a les autres, surtout ceux de CNews. Ceux qui colportent sans vergogne la rumeur non fondée. Pro-Raoult pendant cette pandémie, ils n'en sont malheureusement pas à leur coup d'essai. J'avais déjà été le témoin direct des mensonges de ces pseudo-journalistes. Le 26 mai 2018, vers 19 heures pour être très précis, alors que je me rendais à une soirée, je me trouvais par hasard rue Marx-Dormoy, dans le XVIIIe arrondissement de la capitale, et j'avais été aux premières loges pour observer le sauvetage d'un petit enfant pendu désespérément au balcon en haut de l'immeuble du trottoir qui me faisait face. J'avais levé les yeux en entendant des petits cris plaintifs et un courant glacé de frayeur m'avait parcouru le corps. J'avais crié, épouvanté. Au même moment, plusieurs passants dans la rue levaient les bras au ciel et commençaient comme moi à pousser des hurlements de terreur. Je m'imaginais déjà voir l'enfant lâcher la rambarde et son corps s'écraser sur le trottoir cinq étages plus bas. Très vite un attroupement s'était formé, les voitures et les scooters s'arrêtaient en pleine rue et klaxonnaient furieusement. Des voisins avaient déjà sorti des draps et des matelas pour tenter d'amortir la chute de l'enfant qui continuait à gémir, accroché à son balcon et qui ne tenait que par la force de ses petits doigts. Il n'avait aucune chance de s'en sortir. Comme beaucoup d'autres, j'avais mon téléphone en main et j'étais en train d'appeler fébrilement les pompiers, quand soudain, un miracle s'était produit. Un grand type ! Jeune, un grand black, sportif, était en train d'escalader à mains nues la façade de l'immeuble. Tchac ! Tchac ! Tchac ! A chaque étage, la foule poussait des cris, d'abord d'incrédulité, puis progressivement d'admiration et d'espoir jusqu'à la délivrance. C'était incroyable ! Extraordinaire ! Le sauveteur inconnu avait enfourché le dernier balcon et attrapé l'enfant dans ses bras ! Ils étaient maintenant en sécurité. La foule était en délire, applaudissait à tout rompre et criait de joie dans la rue, et les klaxons reprenaient de plus belle. Tous, nous nous regardions, incrédules, mais avec le sourire. Heureux !

Le lendemain, j'avais zappé par hasard sur CNews. D'après les personnes sur le plateau télé de « L'heure des pros », ce que j'avais vécu en personne la veille n'aurait été qu'une machination. Un complot visant à favoriser l'immigration clandestine. Une manipulation pour mettre en lumière les sans-papiers qui sont rejetés aux confins de Paris et en particulier porte de la Chapelle, c'est-à-dire dans le quartier où j'étais né et où j'avais résidé la majeure partie de ma vie. Parce que, toujours d'après les intervenants soi-disant bien informés, « ces gens-là», les réfugiés afghans, les soudanais, les syriens et les autres ne pouvaient pas se comporter en héros. Pour les journalistes de CNews, il était inconcevable que ces immigrés qui n'étaient pas les bienvenus dans les beaux quartiers parce que ça fait sale, puissent sauver un enfant ! D'ailleurs le bébé n'était-il pas tout simplement accroché par des sangles au balcon ? Ou plus simple encore : il se serait agi tout simplement d'un mannequin, voire d'une poupée ! Quelle forfaiture ! Sur le plateau de Pascal Praud, les pseudo-journalistes ne s'embarrassaient pas de vérifications, ils étaient sûrs d'eux pour affirmer ces mensonges. N'avaient-ils jamais entendu parler de ce que c'est qu'une enquête de terrain ? Avaient-ils pris la peine de sortir de leur studio d'enregistrement pour aller dans le XVIIIe arrondissement, interroger les voisins par exemple ? Certes non, tout ce qui se trouve au nord de la Seine, pour eux, ce sont littéralement des zones de guerre. C'est dangereux. Ils risqueraient de se salir, les pauvres choux. Pour des « journalistes expérimentés », cela devait être pourtant facile de vérifier les faits, l'heure à laquelle Mamoudou Gassama avait réalisé son exploit et sauvé un enfant était bien connue. J'avais essayé d'appeler le standard de CNews pour contredire ces mensonges, pour confirmer que ce qui s'était passé la veille était bien le sauvetage d'un véritable enfant par un réfugié sans papiers au péril de sa vie[1]. Pour prouver ma présence sur les lieux, je leur aurais volontiers donné mon propre numéro de téléphone pour qu'ils vérifient dans les archives des pompiers que je les avais bien appelés à l'aide. Mais évidemment, le standard de CNews était occupé et la rédaction inaccessible à la vérité des faits.

Voilà le genre de « journalistes » qui soutiennent mordicus que l'hydroxychloroquine est un remède miracle contre l'infection par le SARS-CoV-2 et que le Pr Raoult est victime d'une cabale. Combien sont-ils payés, ces « pros », pour colporter les ragots les plus nauséabonds et ceci sans aucune preuve ? Au lieu de se faire retirer leur carte de presse, ils sont grassement payés par leur chaîne « d'info », qui est tout aussi coupable qu'eux. C'est une faute professionnelle gravissime et malheureusement, nous nous sommes habitués à cette façon de (mal) traiter l'information qui perdure de nos jours. Ces « pros » continuent à surfer sur la vague du complotisme.

---

1 https://www.lemonde.fr/les-decodeurs/article/2018/05/31/l-intox-sans-fin-sur-le-sauvetage-d-un-enfant-par-mamoudou-gassama_5307612_4355770.html

Durant cette pandémie, à mon grand désarroi, à l'exception notable de l'émission « Quotidien » sur TMC où les faits ont été rapportés de façon plutôt correcte, sans parti pris, avec des graphes et des intervenants sérieux qui ont été interviewés de manière appropriée, la plupart des journalistes à la télévision, qu'ils soient honnêtes ou pas, ont globalement failli. Heureusement, la presse écrite, *Le Monde* en particulier, s'en est sortie beaucoup plus honorablement, avec des données vérifiées et sans commentaires subjectifs. Les faits, rien que les faits, juste les faits. C'est tout ce qu'on leur demande, aux journalistes, en définitive, pas de se prendre pour des scientifiques.

XIV

Gare du Nord.

Les portes s'ouvrent et ça hurle ! Laissez-moi sortir ! Poussez-vous enfin, laissez les gens descendre ! Ça s'insulte, ça se frictionne, ça se bouscule, ça crie au scandale. Scandale, scandale ! Pfff ! Oui c'est sûr, mais les gens ont oublié. Il y a eu pire en termes de scandale. Il me faut bien l'avouer, moi aussi j'aurais bien voulu oublier, mais je ne peux pas.

A chaque fois que je repense aux évènements consécutifs au début de l'épidémie de COVID-19, je redoute ce moment. Je tourne et je retourne autour du pot. J'avance à reculons, j'essaie d'éviter d'y penser, mais à chaque fois je ressasse sans cesse ce que l'on a appelé le « Lancetgate ». J'ai le sentiment d'un dégoût profond, et de perdre mon temps à chaque fois que je rumine ce qui s'est passé. Mais je ne peux pas m'en empêcher. Pourtant je sais bien qu'autant il y a des évènements dans l'histoire qui sont d'une importance colossale pour leurs répercussions, autant le scandale du Lancet, même si, lorsqu'il est advenu, a fait l'effet d'une bombe, n'a absolument aucun intérêt. C'est un non-évènement qui n'a entraîné aucune répercussion sur la manière dont la recherche sur le COVID a été menée, ni sur l'évolution de la pandémie, ni sur le nombre des victimes du virus. Mais la raison pour laquelle il m'obsède, c'est qu'il n'a fait que renforcer le discrédit envers la science chez les gens qui de toute façon étaient déjà sortis du monde de la rationalité et qui cherchent encore à rattacher leurs fantasmes à n'importe quelle aspérité de la pensée, à n'importe quel évènement ayant un semblant de réalité. Evidemment, je ne nie pas que le Lancetgate ait bien eu lieu, mais s'il n'a d'intérêt, ce n'est que celui de démontrer une nouvelle fois l'absurdité du monde et la bêtise des hommes. C'est donc une torture que je m'inflige à moi-même quand je me rappelle des faits.

Le 22 mai 2020, le journal scientifique *The Lancet*, l'un des plus prestigieux, publie une étude renversante (par sa taille) qui à partir des informations médicales de 96000 patients récoltées dans 671 hôpitaux sur six continents par une société privée américaine nommée « Surgisphere », montre de façon catégorique que l'hydroxychloroquine est non seulement inefficace dans la lutte contre le COVID mais que de plus, elle induit des effets secondaires néfastes et une surmortalité des patients ! C'est une attaque directe de la thèse soutenue par le Pr Raoult qui, sans surprise, réagit immédiatement en dénonçant une étude « foireuse » publiée par les « pieds nickelés » de la science. Mais comme souvent sans apporter plus d'arguments scientifiques, il faut le croire sur parole. Pourtant, ce coup-ci, il n'est pas tout seul et une centaine de scientifiques du monde entier pour une fois le soutiennent. Il semblerait qu'il y ait un problème avec un tableau contenu dans une des figures supplémentaires de l'article à propos des pourcentages de fumeurs en Afrique qui seraient identiques aux pourcentages d'adeptes de la cigarette que l'on trouve en Europe. En effet dans les populations générales de ces deux continents, il est connu que ce n'est pas le cas. J'ai un ami journaliste qui me demande mon avis sur les réseaux et comme je suis curieux, je me procure donc l'article sur le site « pubMed » qui regroupe la quasi-totalité des publications médicales et scientifiques. Je le lis et je le relis, y compris le fameux tableau douteux, mais j'ai beau chercher la faille dans tous les sens, je ne vois rien à redire à cet article. Quant au pourcentage de fumeurs, en effet c'est le même quelle que soit l'origine des patients, mais c'est normal puisqu'il s'agit du nombre de fumeurs *hospitalisés* à cause du COVID. Mais le fait de fumer étant un facteur de risque d'aggravation du COVID, il est donc logique que l'on trouve le même pourcentage de fumeurs dans les hôpitaux du monde entier quel que soit le niveau de tabagisme dans les différents pays. Manifestement, à l'IHU, ils n'ont encore rien compris. Ils ne savent même pas lire un tableau ! Pourtant le Pr Parola, l'assistant du Pr Raoult, s'évertue à affirmer le contraire à la télé, il pleurniche sur BFM TV, prétendant qu'à l'IHUM, ce sont des bons chercheurs, qu'il faut leur faire confiance. J'en ris presque devant mon écran, tellement ça ressemble à une blague !

Mais l'histoire du Lancetgate n'est pas finie. Entre fin mai et début juin, de nouvelles critiques se sont fait jour concernant l'article publié par Surgisphere. Plusieurs hôpitaux dont ont été soi-disant extraits les dossiers médicaux des 96 000 patients réfutent leur participation à cette étude. Il n'y aurait, selon eux, eu aucun accord pour l'exploitation de ces données médicales et ces mêmes hôpitaux émettent de sérieux doutes sur la véracité des résultats présentés. Le 4 juin, trois des quatre auteurs se rétractent et *The Lancet* annonce le retrait de l'article[1]. Le *New England Journal of Medicine* (NEJM), une autre revue prestigieuse, lui emboîte rapidement le pas et retire une autre publication réalisée à partir de la même base de données[2]. Tout ceci est tellement ridicule. Des gens, à l'encontre de toute morale (ceux de Surgisphere, que l'on ne peut pas appeler des chercheurs), ont inventé des données de toutes pièces afin d'attirer l'attention pour devenir célèbres. La supercherie était bien faite et je me suis complètement laissé berner. Et pourtant, et c'est là où cela devient absurde, les conclusions de leur article sont correctes : l'hydroxychloroquine n'est pas efficace pour traiter les patients atteints du COVID à l'hôpital. Alors qu'à l'inverse, les chercheurs et médecins qui ont dénoncé la supercherie (à raison mais sûrement un peu par hasard parce qu'ils n'ont pas compris l'article) défendent bec et ongles l'hydroxychloroquine malgré son inefficacité.

L'OMS hésite. Dans un premier temps, après la publication de l'article de Surgisphere, l'OMS avait annoncé la suspension de l'utilisation de l'hydroxychloroquine. Mais après la rétractation de l'article, elle revient sur sa décision et annonce la reprise des

---

1 https://www.thelancet.com/action/showPdf?pii=S0140-6736%2820%2931180-6

2 https://www.nejm.org/doi/full/10.1056/NEJMoa2007621

recrutements de patients dans le bras « hydroxychloroquine » de l'essai clinique « Solidarity ». Cependant, malgré ce qui semble être une victoire pour l'équipe du Pr Raoult, l'espoir que suscitait l'hydroxychloroquine est déjà retombé. L'OMS finira par renoncer définitivement aux essais sur ce traitement, concluant qu'il ne réduit pas le taux de mortalité des malades du COVID-19. Enfin, le 15 juin, les autorités américaines retirent l'autorisation d'utiliser l'hydroxychloroquine en urgence qu'elles lui avaient octroyée au tout début lors de la publication de l'équipe du Pr Raoult : « Il n'est plus raisonnable de croire que l'administration de chloroquine soit efficace dans le traitement du COVID-19. » Ces décisions contradictoires et successives, et surtout l'abandon définitif de l'hydroxychloroquine à l'hôpital, pourraient sembler légères voire même suspectes à un public non averti, et il aurait raison, si elles n'avaient été prises qu'au regard des trois études que j'ai citées et dont les médias se sont fait l'écho, à savoir les deux études de Surgisphere et celle de Gautret et ses collègues de l'IHU de Marseille. Mais elles ne représentent qu'une toute petite partie des dizaines, voire des centaines d'études qui ont testé l'hydroxychloroquine déjà à cette époque. Un article très intéressant publié fin 2022 (par Mc Lean Alistair R.D. et ses collègues) recensera pas moins de 418 essais cliniques rien que sur l'hydroxychloroquine et encore 89 sur la chloroquine. 507 essais cliniques au total sur cette molécule seule ou en combinaison avec l'Azithromycine ! C'est faramineux ! Et l'ensemble de ces études montre que ces traitements ne sauvent pas les vies de patients hospitalisés ayant des symptômes sévères du COVID. Par conséquent, contrairement à ce que certains avancent, le scandale du *Lancet* (parce que c'en est un) ne permet pas de crier au complot contre l'OMS ou je ne sais qui, soi-disant parce que l'utilisation de l'hydroxychloroquine en tant qu'alternative thérapeutique n'aurait pas été explorée à fond.

En France, sur les bases de l'article publié dans le *Lancet* et les recommandations de l'OMS, le 27 mai, Olivier Véran, le ministre de la Santé, met fin à la dérogation permettant l'utilisation de la molécule à l'hôpital. En conséquence, en France, les seize essais cliniques testant l'utilité de l'hydroxychloroquine sont immédiatement suspendus à la demande de l'Agence de sécurité nationale du médicament (ANSM). Pour le coup, je trouve cette décision par trop hâtive. En effet, que l'on arrête d'utiliser l'hydroxychloroquine dans le cadre du soin courant me semble justifié vu l'absence de la moindre preuve de son efficacité à l'hôpital, mais empêcher les recherches sur ce produit, c'est jeter le bébé avec l'eau du bain. On ne connaît pas encore tout sur les effets de cette molécule dans le cadre de la pandémie de COVID et sans recherche, on risque de passer à côté d'un impact bénéfique potentiel. A cette époque, l'hydroxychloroquine a été testée uniquement chez les patients hospitalisés, mais jamais en prévention. C'est pourtant ce que recommande Didier Raoult depuis le début : prescrire ce traitement dès la survenue des premiers symptômes. Il aurait pu le réaliser lui-même très facilement avec toutes ces personnes qui se pressaient en queues interminables devant l'IHU. Il aurait eu l'autorisation de le faire de la part de l'ANSM en quelques jours ou semaines puisqu'en ce début de pandémie, les autorités réglementaires ont mis le paquet en termes de ressources humaines pour que les délais d'évaluation des projets de recherche soient réduits au strict minimum et que des dizaines d'essais ont été autorisés rien qu'en France durant cette période. Hélas, il a méprisé cette opportunité de faire de la bonne science et il n'a même pas daigné soumettre un dossier de demande à l'ANSM. Dommage, on en aurait eu le cœur net une bonne fois. Remarquez, il y a bien une étude datée du 31 mai 2020, qui est passée inaperçue et qui pourtant aurait pu répondre à cette question. Celle dirigée par le Dr Martine Wonner, la députée issue des rangs de La République en marche, ardente partisane du Pr Raoult, et dont j'ai connaissance à la même période, toujours grâce à mon ami journaliste via un « pré-print » : une version de l'article non encore revue par des pairs[3]. Dans cette étude, des médecins généralistes traitent des patients

---

3 https://europepmc.org/article/PPR/PPR170963

en médecine de ville selon trois schémas de soins différents. Dans un groupe les patients reçoivent du Doliprane (34 patients), dans un groupe les patients sont traités avec de l'hydroxychloroquine seule (34 patients) et enfin un groupe est traité avec l'hydroxychloroquine associée avec l'azithromycine (20 patients). Les auteurs de cette étude arrivent aux mêmes conclusions que celles de l'article de Gautret et ses collègues, à savoir que l'hydroxychloroquine seule ou en association avec l'azithromycine a tendance à diminuer la durée des symptômes du COVID. Mais ces auteurs avancent également que cela réduit aussi la mortalité, or ce n'est pas le cas. En effet les effectifs de cette étude sont bien trop limités pour pouvoir conclure sur la mortalité. Le taux de décès dû au COVID n'étant « que » de 0,66 % (selon le Pr Raoult) et au grand maximum de un à deux pour cent chez les personnes qui sont infectées avec des symptômes bénins qui consultent en ville, il aurait donc fallu au minimum inclure de 200 à 300 patients par groupe (entre 600 et 900 patients au total) pour avoir un nombre suffisamment conséquent de décès pour pouvoir comparer avec une puissance statistique satisfaisante la mortalité dans les trois groupes, et donc être en mesure de conclure sur le point de la mortalité. Avec seulement 88 patients inclus au total, les auteurs n'observent qu'un seul décès dans leur étude, et il leur est totalement impossible de faire une comparaison statistique. D'ailleurs, toute conclusion sur un effet quelconque sur la mortalité de l'hydroxychloroquine a disparu de l'article final signé par le Dr Violaine Guérin [4] et paru dans un obscur journal scientifique asiatique.

L'autre problème de cette étude est éthique cette fois. C'est l'apparente absence d'un accord d'un quelconque comité d'éthique pour conduire cette recherche qui, contrairement à ce que les auteurs avancent, n'est *a priori* pas une étude rétrospective mais une étude

---

4 https://journalajmah.com/index.php/AJMAH/article/view/431

interventionnelle qui est régie par des lois et des conditions éthiques plus strictes. Les auteurs se contentent d'assurer que les patients, qui sont eux-mêmes des médecins, ou leurs proches, ont donné leur consentement pour recevoir l'un des traitements testés et pour l'utilisation de leurs données anonymisées. Mais normalement, la procédure de recueil de ces consentements doit être validée en amont par un comité d'éthique, or ici les auteurs se contentent de prétendre que ce n'est « pas applicable » *(sic)*. Par conséquent, cette étude ressemble fortement à une étude sauvage menée en dehors de tout respect de la déontologie qui régit les études cliniques. Malgré ces énormes réserves, cette étude tente au moins enfin de vérifier l'hypothèse proposée par les chercheurs de l'IHU de Marseille. Mais sa méthodologie (ou plutôt son absence de méthodologie certainement due à la méconnaissance des prérequis réglementaires, éthiques et statistiques) ne permet pas de statuer sur l'effet potentiel sur la mortalité liée au COVID de l'hydroxychloroquine utilisée de façon « préventive » chez les patients non hospitalisés avec des symptômes précoces. Dans les mois et les années suivantes paraîtront d'autres études similaires mais cette fois réalisées selon les bonnes pratiques éthiques et cliniques avec un nombre suffisant de patients dans des études randomisées, et même des méta-analyses qui reprennent les données de plusieurs de ces essais cliniques et qui montreront statistiquement une absence d'effet bénéfique de l'hydroxychloroquine, même administrée de manière préventive chez les patients à domicile[5]. *Ite missa est !* Quant à Martine Wonner, au fil des mois et des années qui suivirent, non contente de prétendre à tort que les hôpitaux au Brésil étaient vides de patients souffrant du COVID grâce à l'utilisation de l'hydroxychloroquine, elle a continué à se ridiculiser et à se discréditer avec des affirmations stupides et malhonnêtes sur l'inutilité des masques, et la prétendue dangerosité des vaccins qui « transmettraient le SIDA » jusqu'au point où l'Ordre

5 https://www.thelancet.com/journals/lanam/article/PIIS2667-193X(22)00060-6/fulltext

des médecins, qui n'aime pourtant pas désavouer un confrère, a bien été obligé de la suspendre[6]. Avec le COVID, les gens comme Martine Wonner sont devenus fous !

Enfin, pendant ces mois de mai à juin 2020, pendant que tout le monde s'excite sur le Lancetgate, il y a deux études beaucoup plus intéressantes qui sont publiées. L'une présente les résultats de l'essai sur le Remdésivir, un antiviral développé par le laboratoire Gilead. Et de façon surprenante, on observe les mêmes résultats que pour l'hydroxychloroquine présentés dans l'article de Gautret *et al.* Une réduction de la charge virale et une réduction toute relative de la durée d'hospitalisation, mais là encore pas d'effet bénéfique sur la survie des patients. Le Pr Raoult s'empresse de critiquer cette fois avec raison le Remdésivir, justement pour ce manque d'efficacité. Comme quoi quand ils s'en donnent la peine à l'IHU, ils sont tout à fait capables d'avoir un esprit critique et scientifique. Mais les objections qu'ils expriment sur le Remdésivir sont les mêmes que celles qu'ils rejettent sur l'hydroxychloroquine et qui pourtant proviennent des mêmes causes. Leur partialité les pousse à voir la paille dans l'œil de leur voisin mais ignorer la poutre dans le leur. Ils ont en partie raison de se plaindre du fait que le Remdésivir va devenir le traitement de référence, recommandé par l'OMS pour les mois/années à venir malgré son bénéfice très limité, mais puisqu'ils s'insurgent contre le Remdésivir, ils devraient aussi logiquement ne plus promouvoir l'hydroxychloroquine. L'étude sur le Remdésivir a au moins pour elle l'avantage d'avoir été faite sérieusement et à (non) efficacité égale, montre un meilleur rapport bénéfice/risque pour le Remdésivir que pour l'hydroxychloroquine. Mais ce qui est vraiment important et que personne ne semble relever à ce moment-là (à part moi ?), c'est que de manière générale il apparaît clairement que les antiviraux ne sauvent pas la vie des gens hospitalisés à la suite du COVID. Pourtant *in vitro*

---

6 https://www.francetvinfo.fr/sante/maladie/coronavirus/vaccin/bas-rhin-l-ex-deputee-martine-wonner-figure-des-antivax-a-ete-suspendue-un-an-par-le-conseil-de-l-ordre-des-medecins_5501598.html

les antiviraux, dont le Remdésivir aussi bien que l'hydroxychloroquine et d'autres (Lopinavir, Ritonavir, etc.), sont extrêmement efficaces pour bloquer la réplication du virus dans des cellules cultivées en plaques de culture et *in vivo* chez des souris infectées. Il était donc parfaitement logique de penser qu'en baissant la charge virale on diminuerait les symptômes et ainsi la mortalité du COVID chez l'homme. Pourtant, il faut bien admettre que ce n'est pas le cas. Pourquoi ? C'est ce que je ne sais pas encore. Au même moment, un article crucial vient d'être publié par l'équipe du Pr Kevin To à Hong Kong et qui en donne la raison. Celle-ci était si simple. C'était pourtant si évident. Si au lieu de s'exciter sur l'article du *Lancet*, toute la communauté scientifique avait lu cet article en mai, tout aurait été plus facile à comprendre. Mais pour ma part je ne le lirai qu'en octobre.

Deuxième partie

XV

Station Stalingrad.

Je me rapproche petit à petit de mon quartier préféré, de mon bar de prédilection et du moment où la pandémie est devenue une affaire personnelle pour moi. A la fin du printemps 2020, progressivement, l'étau du confinement s'est desserré. Celui-ci a été levé pour l'ensemble des Français le 10 mai 2020. Mais pas pour les résidents de l'Ile-de-France qui sont restés en zone rouge. A cette période, contrairement à tous les autres citoyens, les Franciliens ne peuvent toujours pas s'éloigner de leur domicile de plus de 100 km. C'est-à-dire qu'il ne nous est pas possible, à nous les Franciliens, de nous rendre en bord de mer par exemple. En pratique, le « déconfinement » ne change rien pour nous, télétravail et isolement. Cet isolement qui sans doute commence à altérer de plus en plus ma raison. Nous sommes comme des animaux pris au piège et qui essayons de nous en sortir. Des rats de laboratoire, perdus dans le labyrinthe de nos peurs et de nos fantasmes, confrontés à nos faiblesses, et à la dure réalité. Nous sommes juste devenus des poumons ambulants, le terrain de jeu d'un virus qui n'a que faire de nos vies, pour lui insignifiantes. Mais nous essayons d'échapper à notre pauvre condition, avec les outils à notre disposition. Mais il faut que je sois sincère, honnête avec moi-même, sans chercher à cacher mes propres imperfections, et ce n'est pas fini ! Je me permets depuis le début de cette histoire de juger les autres, de distribuer les bons et les mauvais points. Mais je ne suis pas meilleur qu'eux. Heureusement que je ne suis pas aux manettes, et que mes divagations n'ont aucune conséquence. Je ne suis pas psychologue, ni psychiatre, mais il apparaît clairement que les séquelles du confinement en termes de santé mentale sont incalculables et qu'elles marqueront d'une trace indélébile nos esprits et nos relations sociales pour longtemps. Je pense aux quarante-deux jours d'arrêt infligés à Xavier de Maistre, reclus dans ses appartements pour cause de duel interdit. Qui l'ont poussé à écrire son *Voyage autour de ma chambre*. Et au *Journal d'Anne Frank*. Tout ce temps, tous ces mois, toutes ces années pendant lesquelles elle est restée cachée, terrée dans sa soupente pour échapper à la rafle fatale. Il ne subsiste d'elle qu'une photo célèbre et son journal poignant. L'être humain n'est pas fait pour être arraché au monde de son vivant. Alors, quand il ne peut s'échapper vers les autres, il invente des théories ou bien il écrit. L'écriture, libération intérieure ou dernier rempart avant la démence ? Notre enfermement a été bien moins long que celui d'Anne Franck, néanmoins, on en parlera encore dans longtemps. Pour les habitants de l'Ile-de-France, le confinement a pris fin en pratique le 2 juin 2020 après quatre-vingts jours d'emprisonnement. Autant qu'à Wuhan. Qui a dit que nous n'étions pas disciplinés ? Alors maintenant, il est enfin temps de retourner dans la vie, dans les bars, pour faire la fête !

« Sous les sunlights des tropiques, l'amour se raconte en musique », crache la sono du troquet *Le Mamakin* dans le XIXe arrondissement. « Gilbert Montagné ! » crient en cœur une dizaine de personnes surexcitées, mais c'est encore Sadio qui a été le plus rapide. Il est extrêmement doué en blind-test (c'est le cas de le dire). Ultra-rapide quand il s'agit de donner le nom des tubes que tout le monde connaît, et super-pointu en ce qui concerne les classiques dont personne ne se rappelle le nom. Manuela est assise au coin du zinc, c'est elle qui crie les noms des vainqueurs et qui compte les points. Trois bonnes réponses et on a droit à un shot d'alcool gratuit. C'est JP qui anime la soirée, le thème du soir, comme souvent : les chanteurs morts, pour de vrai ou musicalement. Je ne suis pas mauvais non plus à ce petit jeu-là, mais bon, j'en suis déjà à mon troisième ti-punch, généreusement dosés par Eva et Stéphane et j'ai déjà un sérieux coup de « bar ». Plaisir d'offrir, joie de boire. J'entends le rire sonore de Greg qui discute avec Manu et Josian. Depuis le déconfinement, c'est une succession de soirées endiablées, joyeuses, festives. Nous revivons. Nous sommes libres et avides de rattraper le temps perdu. La tendresse, la musique et l'alcool coulent à flots. Les amitiés se resserrent, les sourires s'épanouissent, tout le monde est à son meilleur niveau. Que des sourires partout. Nous sommes tellement heureux et soulagés. On en a fini des restrictions et de ce satané virus, au moins temporairement. Mais qu'importe. Nous profitons de l'instant présent, de la joie d'être ensemble enfin réunis. Nous nous sommes manqué. Les filles sont jolies, les mecs spirituels. Les accointances s'acoquinent. Ce soir, ici, j'aime tout le monde, même ceux que je n'ai jamais vus auparavant. Des vieux, des jeunes, des habitués du quartier, tout le monde veut sa part de bonheur.

"Sweet dreams are made of this,
Who am I to disagree?"

« Eurythmics ! » hurle quelqu'un du fond du bar.

"Some of them want to use you
Some of them want to get used by you
Some of them want to abuse you
Some of them want to be abused"

Rien que la décoration bariolée du bar vaut le détour. Des murs de toutes les couleurs, jaune, bleu, rouge avec une grande fresque au pochoir dans la salle du fond. Des masques africains, des tableaux chinés dans des brocantes ou apportés par les clients, des dessins (œuvres des nombreux artistes sérieux ou en herbe qui viennent régulièrement passer la journée ou la soirée ici), des vinyles, des citations ou des maximes dignes des brèves de comptoir, souvent pleines de sagesse s'étalent sur les murs. Tout un bric-à-brac qui nous ramène à la vie, après trois mois de COVID mortifère. Des panneaux en émaux rappellent les règles du bien boire ensemble :

"Rule Number one: bar tender is always right!
Rule Number two: if bar tender is wrong, read rule number one!"

"All human beings need to believe in something. I believe I'll have another beer"

"Beer: the reason I wake up every afternoon!"

Le bar est plein de cris, de rires et de gens qui débordent sur le trottoir. La pandémie nous a tous rendus loquaces. J'entame la discut' avec qui veut. Et tout le monde veut bien, semble-t-il. Je n'ai jamais été aussi sexy et intéressant que pendant ces soirées-là. J'ai même eu droit à une galoche à la volée par Emma, une jolie blonde, tout à fait à mon goût. La pandémie a du bon finalement. Je voudrais que ces soirées ne s'arrêtent jamais. Paris est une fête. Une banderole le proclame fièrement sur le fronton au-dessus du zinc : « C'est l'*Happy Ourcq !* »

Une voix cassée et rocailleuse s'extrait du tumulte : *« Baby Jane... »* Je beugle : « Rod Stewart ! » Celui-là je l'attendais, il était pour moi, plus qu'un point avant le prochain shot. Avant ça, je fais une petite pause pour reprendre mes esprits. Je me roule tant bien que mal une cigarette, accoté à la barrière face à l'entrée du bar, Joséphine est à mes côtés. Elle connaît bien mon petit numéro. Il faut toujours que je prêche la bonne parole. J'ai repéré mon client. Lui, je ne l'ai jamais vu ici. Sûrement un fan de Raoult qui n'a pas pu s'empêcher de parler d'« hygroxicholoroquine ». Il doit être à deux grammes et moi dans les mêmes eaux. Comment expliquer la démarche scientifique à un complotiste éméché en étant soi-même comme Adjani dans un état proche de l'Ohio ? Pas facile, mais j'ai mis au point une technique.

« Alors, toi qui t'y connais en recherche, pourquoi qu'on ne donne pas de l'hygroxicholoroquine à tout le monde ? Comme ça on serait tous tranquilles. C'est le gouvernement qui est contre le Pr Raoult, parce qu'ils veulent que les gros labos se fassent du pognon sur notre dos, et puis, comme ça ils nous privent de liberté.

— Mais nan… ! On dit l'hydroxychloroquine, d'abord, et puis ça ne marche pas, son étude à Raoult, elle est bidon, il a magouillé les contrôles.

— On s'en fout des contrôles, ce qui compte ce sont les gens malades.

— Ben non, les contrôles c'est essentiel, si tu n'as pas de contrôles tu ne peux pas répondre à une question scientifique.

— Ben, lui ce n'est pas ce qu'il a dit en tout cas.
— OK, je vais te le prouver que ce que je dis c'est vrai, ça tombe bien j'ai deux pailles sur moi.
(J'ai toujours deux pailles sur moi, pour le cas où je pourrais convertir un mécréant)
— Alors, je vais te poser deux questions.
Je tends vers lui mes deux poings fermés. Dans ma main droite je tiens une grande paille bleue, et dans la gauche une paille rouge plus courte.
— Première question simple, est-ce que la paille bleue est plus grande ou plus petite que la paille rouge ?
— …
— Vas-y, il n'y a pas de piège.
— Ben, plus grande.
— OK, bonne réponse ; et maintenant ?
Je tends vers lui uniquement ma main qui tient la paille bleue.
— Est-ce que la paille bleue est plus grande ou plus petite ?
Il me regarde sans comprendre.
— Que quoi ?
— Vas-y, réponds à la question. Est-ce que la paille bleue est plus grande ou plus petite… ?
— Ben je ne peux pas répondre, hasarde-t-il.
Je jubile.
— Exactement ! Tu ne peux pas répondre ! Et c'est pour ça que les contrôles, c'est essentiel dans la recherche. Si tu n'as pas de contrôle, tu ne peux pas répondre à une question scientifique. Pour pouvoir comparer, il te faut… UN COMPARATEUR ! C'est-à-dire un contrôle. C'est pour ça que l'on ne peut pas dire à partir de l'étude de Raoult que l'hydroxychloroquine fonctionne, parce qu'il n'a pas fait de contrôles. En fait c'est même plus complexe parce qu'en fait, il en avait des contrôles, mais il les a magouillés. Il a enlevé des patients traités avec l'hydroxychloroquine qui sont morts. C'est comme s'il avait plié une paille en deux avant de répondre, et après il a dit que les gens traités avec l'hydroxychloroquine mouraient moins que les autres mais c'est faux. Il a menti.

Une lueur semble vaguement s'allumer dans les yeux vitreux du type en face de moi, il sourit et dit :
— Ha ! OK, je comprends.
Puis après un moment, il rajoute :
— Mais bon ! Quand même ! Ça n'empêche pas que c'est sûr que le gouvernement il est du côté des labos et qu'il fait tout pour qu'on soit tous confinés. »

De dépit, je jette ma cigarette sur le trottoir, et je rentre dans le bar.

« Sadio ! J'en peux plus. Un ti-punch s'te plaît. »

Tout irait pourtant si bien s'il n'y avait pas toujours un de ces horribles antivax dans mes parages. Ils sont partout. On n'est jamais à l'abri. Ils ne connaissent rien à la biologie, ni aux virus, mais ça ne les empêche pas de raconter n'importe quoi et d'un ton si péremptoire que je ne peux pas en placer une. C'est terrible, je ne sais pas comment je peux m'opposer à eux. Dans les bars, sur internet, à la télé, partout. Leur discours que je connais par cœur est toujours le même. On l'a déjà entendu des milliers de fois d'ailleurs, prononcé par des inconnus mais aussi des amis, des connaissances, de la famille et sur CNews : selon les complotistes, le confinement est un projet liberticide du gouvernement, un projet purement politique fait pour réduire au silence les oppositions. Même si pour beaucoup d'entre eux, tous ceux qui n'étaient pas coincés en ville, le confinement n'est resté qu'un concept alors que je perdais mon temps et ma vie, que je tournais en rond chez moi, que j'étais en résidence surveillée pendant trois mois. Certains d'entre eux prétendent qu'il faut laisser faire la nature, ne pas s'occuper du virus puisque ce sont les gens « faibles »et les personnes âgées qui meurent principalement, c'est la vie. Malgré ce qu'ils racontent sans réfléchir, c'est surtout la mort potentielle pour plusieurs dizaines de millions de personnes dans le monde, mais ils ne se rendent pas compte de la gravité de la situation et ça n'a pas l'air de les toucher beaucoup, les antivax. Ils pensent être à l'abri et que cela ne les concerne pas mais bon, ce genre de raisonnement ressemble furieusement à une sorte d'eugénisme bon teint et ils reviendraient bien vite à d'autres sentiments si leurs enfants ou eux-mêmes faisaient partie des probables victimes du COVID. Evidemment, ils sont pro-Raoult. Mais ce qui me hérisse le poil au plus haut point dans leur discours, c'est quand ils prétendent savoir comment on fait un essai clinique. Pour eux, les groupes témoins dans les essais cliniques sont inutiles, d'ailleurs n'est-ce pas ce qu'a prétendu Raoult ? A la guerre comme à la guerre, avant on ne faisait pas de groupe témoin, soi-disant. D'après eux, les groupes contrôles existent uniquement pour faire plaisir aux laboratoires pharmaceutiques. Mais ils n'y connaissent rien.

Et puis aussi quand les complotistes prétendent que les virus n'existent pas, parce qu'ils n'en ont jamais vu de leurs propres yeux. Quel genre d'argument est-ce donc ? Personne n'a jamais vu son propre anus mais personne ne doute qu'il en a bien un. Ils s'érigent tous en saint Thomas du XXIe siècle. Pourtant ce n'est pas parce que les complotistes sont aveugles que les microscopes électroniques, eux, le sont, et qu'ils ne sont pas capables de mettre en évidence des particules virales au millième de nanomètre prêt.

A ce compte-là, je préfère me taire et ne pas discuter avec eux dans la rue, les bars ou bien sur les réseaux sociaux, je n'ai pas envie de m'énerver pour rien. La voie qui mène vers la lumière est un chemin de croix. Est-ce que j'irai au paradis pour avoir au moins essayé ?

XVI

Entre Stalingrad et Jaurès.

Je n'ai jamais cru à cette histoire de « virus saisonnier ». Même si la baisse des températures et les modifications des comportements qui en découlent peuvent favoriser la propagation du virus, ce n'est qu'un facteur qui ne peut agir qu'à la marge. Le SARS-CoV-2 n'est pas un virus saisonnier qui revient tous les ans à la même période comme un virus grippal ! D'après le Pr Raoult, en se basant sur des données soi-disant uniques, issues de son laboratoire, le virus disparaîtrait tout seul, courbe en cloche à l'appui. Malheureusement, la cloche, c'est lui. Trump avait, lui, également annoncé que le virus aurait cessé d'exister en avril. Evidemment, leurs prédictions se sont révélées erronées. Non, bien entendu ça serait trop simple, un virus qui peut infecter la totalité de la population mondiale ne disparaît pas tout seul. Peut-être bien qu'ils ont des données uniques à l'IHU de Marseille, en revanche, ils ne savent manifestement pas les analyser. J'en finis par arriver à la conclusion que le Pr Raoult n'a vraiment rien compris à cette épidémie. C'est incompréhensible, je me demande qui a formé ces gens et qui a osé leur délivrer un diplôme de thèse. Bien sûr, le nombre de cas de COVID a largement diminué en juin par rapport à ceux d'avril et de mai, mais le professeur a oublié d'inclure un petit détail dans son graphique : deux mois et demi de confinement. Deux mois et demi pendant lesquels les gens ne sont quasiment pas sortis de chez eux. Forcément, les interactions sociales ont été drastiquement réduites et par conséquent la possibilité de transmission du virus a chuté. C'était bien le but du confinement et cela n'a rien à voir avec l'arrivée de l'été et la hausse des températures. D'ailleurs il n'a jamais fait aussi beau et chaud que pendant ces quatre-vingts jours où nous étions tous reclus chez nous. Il n'y a qu'à voir ce qui se passe en ce mois de juin aux Etats-Unis et au Brésil. Les cas flambent dans les deux pays, pourtant l'un est situé dans l'hémisphère nord où c'est l'été, et l'autre dans le sud où l'hiver s'installe. Bien sûr l'hiver à Rio, ce n'est pas la Sibérie, mais quand même, l'idée d'une épidémie qui suivrait les variations saisonnières comme la grippe est totalement erronée et ne tient compte d'aucune donnée scientifique sérieuse. A force d'avoir le nez collé sur les résultats douteux issus de son institut, sur les fluctuations du virus sur le Vieux-Port et dans le Panier à Marseille, et de ne regarder cette épidémie que par le petit bout de la lorgnette de son égocentrisme, le Pr Raoult a complètement perdu de vue l'aspect universel d'une infection virale dont la transmission se fait par les voies respiratoires. Toujours est-il qu'en ce moment l'épidémie est au plus bas en France, et pour moi il est temps de respirer justement et de prendre l'air.

Nicolas m'attend tout sourire à la gare de Grenoble. J'enfourne ma valise dans le coffre et… Ah ! Le soulagement. Ça fait du bien, après trois heures de train avec le masque qui colle au visage à cause de l'humidité, et qui forme de la buée sur mes lunettes, de pouvoir enfin l'enlever et souffler, de se sentir à nouveau libre. On rigole dans la voiture sur le trajet qui nous ramène chez lui, après un petit détour par la fromagerie du coin, bien sûr. Ça fait du bien de voir un peu de verdure et de sortir de l'ambiance encore lourde de Paris post-confinement. Les gens ont l'air plus tranquilles ici, sans masques dans la rue à part quand ils rentrent dans les magasins. Arrivés chez Nicolas et Stéphanie, je pousse un soupir de soulagement, toute la famille va bien. Ils profitent aussi de ce moment de répit dans l'épidémie qui a tout de même pas mal chamboulé leur vie. Malgré le cadre idyllique de leur village perdu dans les collines, ça n'a pas été une partie de plaisir pour eux non plus, les enfants ont bien souffert de l'absence de l'école. Mais la vie reprend enfin ses droits.

« On en a pour combien de temps, d'après toi ? C'est fini, là, quand même, non ? On va pouvoir retourner au boulot normalement ?
Vaste question !
— Heu, ben… Je pense que l'on en a pour deux ans au total. »

Je vois le choc que j'ai provoqué dans leurs yeux, deux ans, ça leur paraît énorme. Ils croyaient quoi ? Que c'était déjà fini ? J'ai dit deux ans un peu au pif mais en tablant sur l'arrivée des vaccins qui commencent à être évalués en phases I et II, et en espérant que tout aille bien et qu'il n'y ait pas d'anicroches, on peut les avoir pour cet hiver, et puis après il faut prévoir une grande campagne de vaccination qui prendra des mois. Surtout s'il y a beaucoup de réticences dans la population. Avoir un vaccin disponible pour la fin de l'année, ça serait un exploit technologique mais pas impossible. Les avancées de la science et de la recherche depuis vingt ans sont considérables, équivalents aux révolutions dans le domaine de la téléphonie mobile. Tout le monde trouve naturel de « surfer » depuis son téléphone portable sur internet, d'avoir accès à des jeux, des films, en 4 ou 5G. Mais il y a vingt ou trente ans, tout ça n'existait pas. Dans la recherche, c'est pareil. Mon travail de thèse qui m'a pris quatre ans entre 1997 et 2001 durerait seulement trois mois aujourd'hui, et encore, en prenant son temps. Il a fallu trois ans pour identifier le VIH, le virus du SIDA, en mai 1983, deux ans pour connaître la séquence génétique en 1985 du variant majoritaire VIH-1 et encore quelques années pour avoir celle du VIH-2[1]. A titre de comparaison, les premiers malades du COVID ont été détectés en Chine en décembre 2019, et il a fallu moins de trois semaines pour isoler le virus et connaître le code génétique du SARS-CoV-2, qui a été immédiatement mis en ligne à la disposition de la communauté scientifique. Vous croyez quoi ? Que nous les chercheurs nous manipulons encore les microbes qui flottent dans des éprouvettes en verre dans des laboratoires la fenêtre ouverte, sur des vielles paillasses en bois, à côté d'un bec benzène et que l'on pipette encore à la bouche ? Il faut que vous chassiez de vos esprits l'image d'Epinal de Louis Pasteur dans son costume noir, qui fixe avec l'air docte une fiole en verre qu'il tient à mains nues et qui contient probablement un échantillon du virus de la rage. Même si à l'échelle de l'humanité ces temps sont encore proches, la science avance à vitesse exponentielle et

---

1 https://www.pasteur.fr/fr/journal-recherche/actualites/40-ans-decouverte-du-vih-virus-responsable-du-sida-est-identifie-20-mai-1983

heureusement. Depuis, les ordinateurs et toute une foule d'instruments et d'appareils tous plus sophistiqués et automatisés les uns que les autres ont fait irruption dans les laboratoires. Il y a donc un sérieux espoir que l'on puisse trouver une solution au COVID dans un laps de temps à peu près raisonnable. Cependant quand j'ai dit deux ans, j'aurais aussi bien pu dire cinq ans. Cinq ans, c'est l'estimation que j'avais faite de la durée nécessaire pour que la population française soit immunisée contre le virus de façon naturelle, en l'absence de vaccin, et que j'avais essayé de communiquer maladroitement au ministère de la Santé dans un courrier adressé à Olivier Véran. Donc si les vaccins qui sont en train d'être mis au point s'avèrent inefficaces, ou si le virus mute (et tous les virus mutent sans arrêt) et devient particulièrement infectieux, ou mortel ou les deux, avant leur commercialisation, alors là, on est mal. Mais bon, ce soir, en prédisant que la pandémie allait durer deux ans, j'ai opté pour la version la plus optimiste tout en restant réaliste. Je n'ai pas envie de gâcher ce bon moment non plus. Et puis deux ans ou cinq ans, les deux hypothèses sont plausibles, mais je ne peux pas prévoir celle qui va devenir réalité.

Quelques jours plus tard, je me retrouve sur le parvis de la gare de Nîmes, en plein cagnard. Je viens d'arriver par le train de Paris et j'attends Joséphine qui doit me rejoindre en voiture en provenance de sa semaine de plongée à Port-Cros. Ça tombe bien qu'elle conduise et que nous ayons loué une voiture parce que dans les Cévennes et par la suite, nous en aurons besoin. J'ai bien le permis mais bon, je l'ai eu au bout de soixante-douze heures de leçons de conduite et au bout de ma quatrième tentative et c'était il y a vingt ans. J'ai bien conduit un peu en Australie, mais là-bas on roule en sens inverse et puis les routes sont droites et il y a plus de kangourous que de voitures. En France, sur des petites routes en lacets, je ne me sens pas du tout de conduire. Certains ont une phobie administrative, moi j'ai une peur panique de tuer quelqu'un si je prends le volant. Désolé pour toutes les personnes que j'ai ennuyées et qui ont dû me trimbaler partout à cause de ma phobie automobile. Nous nous attablons, Joséphine et moi, sous un parasol à la terrasse d'un café près de la gare. La chaleur est intense. Je commande un « Pac à l'eau » pour me rafraîchir. Je peux enfin relâcher la pression de l'année et du confinement. Nous faisons le point sur les vacances, Joséphine a pris une semaine d'avance sur moi et elle est toute bronzée et en forme. Et moi pâlichon comme un Parisien et fatigué. Mais bon, ça va aller mieux et on rigole bien. Joséphine a vraiment beaucoup de charme et on s'entend bien mais il est hors de question que l'on sorte ensemble, même si on me l'a recommandé à plusieurs reprises. Ce n'est pas mon genre de sortir avec une copine, c'est un truc à briser une amitié et ça serait dommage. Et de toute façon je pense qu'elle est sur la même longueur d'ondes que moi. Au moins comme ça, les choses sont claires entre nous. Et puis je suis venu là pour me reposer, tranquille chez ma tante. Profiter de mes cousins, du cadre, de la tranquillité, du silence, de la rivière, de la pétanque et des barbecues. En route ma poule ! Direction « le Tribes » ! De Nîmes nous gagnons Alès par l'autoroute, puis nous prenons la N106 en suivant le gardon d'Alès, arrivés à la Grand-Combe nous tournons brusquement sur la gauche et nous franchissons un petit pont de pierre qui enjambe un maigre filet d'eau. Nous commençons à gravir la montagne. La route serpente au milieu des châtaigniers. Plus de soixante-dix virages à gauche, à droite, à gauche, à droite, dont certains en épingle qui frôlent dangereusement le précipice, en particulier un où l'on est régulièrement aveuglé par la lumière du soleil couchant dont les rayons arrivent à angle droit sur le pare-brise. Aucun garde-fou mais une vue magnifique sur la prochaine pente couverte de châtaigniers, à 50 mètres de distance à peine de là, mais dont le vide nous sépare. Il paraît qu'il y a des rallyes automobiles qui se courent ici, et qu'il y a déjà eu des morts. Ça ne m'étonne qu'à moitié. Je fredonne une chanson des Smiths de circonstance, *There Is a Light That Never Goes Out* :

"And if a double-decker bus
Crashes into us
To die by your side
Is such a heavenly way to die

And if a ten tons truck
Kills the both of us
To die by your side
Well, the pleasure, the privilege is mine."

Et si un sanglier nous coupe la route, tomber dans le ravin avec toi, quelle meilleure façon de dire adieu à la vie, la, la, la... La joie d'être en vacances me fait délirer. Pourtant Dieu sait que je l'ai haïe cette route, et combien de fois j'ai vomi à chaque virage étant enfant. Et maintenant c'est devenu la route du bonheur. Soudain, une clairière fait son apparition dans l'épaisse frondaison des châtaigniers. La maison en pierres sèches est là dans la lumière du soleil qui commence à décliner et de l'autre côté de la route, un peu à l'ombre le hangar en bois, le jardin et le terrain de pétanque. Ma cousine et mes cousins s'affairent déjà autour d'un barbecue gigantesque, et je sens monter à mes narines l'odeur de la viande et des saucisses aux herbes faites maison. *Home, Sweet Home*. Le soir s'écoule paisiblement et à la fin du repas, comme tous les ans, nous allons regarder les étoiles filantes sur le chemin qui longe la maison. Nous voilà avec Joséphine le nez en l'air, en train de fixer le ciel cévenol, répertorié par l'International Dark-Sky Association comme l'un des plus purs de la planète[2] sous le nom poétique de « réserve de ciel étoilé ». Nous voilà tous les deux seuls dans le noir profond de la nuit à surveiller le surgissement de corps célestes attirés par notre planète. Mais c'est une autre idée qui surgit dans mon esprit et c'est le corps bien terrestre de Joséphine qui m'attire vers lui. Je pourrais peut-être à cet instant lui partager mes intentions, passer mon bras autour de sa taille, l'enlacer et l'embrasser sous la lumière diffuse des étoiles qui scintillent. Ça serait terriblement romantique. Et pourtant je ne le fais pas, je me retiens et la même chanson des Smiths me revient en mémoire :

---

2 https://www.cevennes-parcnational.fr/fr/actualites/le-parc-national-des-cevennes-plus-grande-reserve-internationale-de-ciel-etoile-deurope

"And in the darkened underpass
I thought, 'Oh God, my chance has come at last!'
But then a strange fear gripped me,
And I just couldn't ask."

Les jours suivants se passent toujours de la même façon, notre petit rituel est en place après le déjeuner, à l'heure de la sieste quand le soleil cogne le plus, nous descendons à pied au bord de la rivière. Il y fait bien meilleur, c'est l'endroit idéal pour laisser passer le temps. Après nous être baignés dans l'eau vivifiante, ou plutôt glacée du Gardon, je m'installe tranquillement sur les galets pour sécher au soleil et j'observe les libellules. Il y en a une petite bleue, qui essaye de s'accoupler avec une grande tigrée noire et jaune pour une tentative de transfert de gènes sans espoir. A moins que ? Il y a des libellules de toutes les couleurs et de toutes les tailles issues peut-être de croisements aussi improbables. Tout va bien, la nature est lumineuse et la rivière suit son cours paisiblement. La pandémie semble bien loin et rien ne vient troubler le calme du courant. Je suis en vacances. J'ai envie de tout oublier, et simplement de sentir avec la paume de ma main la chaleur des galets de la plagette où je suis allongé, d'observer les rayons du soleil qui jouent à cache-cache dans les feuilles des châtaigniers et de regarder les risées sur l'eau provoquées par le vent qui caresse et fait frémir les cimes des cyprès. S'il vous plaît, ne venez pas troubler la torpeur qui m'envahit au bord de la rivière. Laissez-moi encore un peu tranquille. Oubliée la pandémie, oubliés les morts qui s'accumulent, je suis si fatigué, laissez-moi rêvasser en paix devant le vol amoureux des libellules.

XVII

Jaurès. Plus que 7 stations avant d'arriver à mon but.

Comme toutes les bonnes choses, l'été touche déjà à sa fin et je dois rentrer sur Paris pour reprendre le travail. Heureusement, il n'y a pas que des mauvaises nouvelles. Dire que je suis tombé amoureux d'elle serait un peu exagéré. Mais quand même ! Hier soir, 31 août, j'ai vu une interview de Karine Lacombe à la télévision. Enfin une personne honnête qui surnage dans ce marasme. Je suis admiratif. Quel courage ! Oser dire la vérité malgré les menaces de mort et les injures des complotistes. Quelle chercheuse ! Quel médecin ! Quelle femme ! Non seulement elle fait son métier consciencieusement au chevet des malades, mais en plus elle a rigoureusement testé dans un essai clinique randomisé l'efficacité des sérums de patients guéris du COVID sur ceux qui sont en réanimation. Et elle, elle a le courage d'admettre que ça ne marche pas vraiment. La supplémentation en sérums n'apporte un bénéfice qu'aux patients qui sont immunodéprimés, donc qui n'ont pas beaucoup d'anticorps neutralisants naturels. Pour les autres qui en fabriquent d'eux-mêmes, cela ne change pas véritablement leur pronostic. Encore une bonne hypothèse de traitement qui malheureusement ne se vérifie pas. Le COVID est vraiment une maladie difficile à soigner, contrairement à ce qui a été avancé imprudemment par le professeur marseillais. J'admire surtout Karine Lacombe pour ce courage que je n'ai pas et pour cet attachement viscéral à la méthode scientifique qui seule peut nous aider à comprendre cette étrange maladie et à espérer trouver un remède réellement bénéfique pour les patients un jour. Elle aurait pu comme le Pr Raoult mentir, et prétendre que sa stratégie thérapeutique était efficace, pour sauver la face. Pas du tout ! Elle prend un risque pour son image médiatique en affirmant la vérité scientifique à la télé. Merci à elle, cela évitera de perdre encore des mois et des mois à polémiquer vainement. Enfin un médecin qui a une vraie culture scientifique. J'espère qu'un jour on lui proposera le poste de ministre de la Santé et qu'elle l'acceptera. Son interview m'a rendu la foi. Tout est peut-être à nouveau possible. Plein d'enthousiasme je décide de lui envoyer un email :

Bonjour Madame Lacombe,

Je voulais vous remercier pour votre prise de parole hier sur BFM TV et pour tous vos efforts de pédagogie et en tant que médecin pendant cette crise. Je ne sais pas si mon message peut vous aider en quoi que ce soit mais votre parole fait du bien à ceux qui utilisent la raison plus que la passion. Je me permets de vous envoyer ce petit message de soutien et d'encouragement à la suite des interventions révoltantes du Pr Raoult.

Bien à vous.

Victor Malus, PhD

Le lendemain la réponse tombe, cinglante :

Bonjour,
Je ne suis pas le Dr Karine Lacombe. Merci de vérifier ses coordonnées et de supprimer mon adresse.
Signé :
Karine Lacombe,
Direction financière de l'APHP.

Heureusement, à l'inverse du virus, le ridicule ne tue pas. J'imagine que cette pauvre personne a dû recevoir des tonnes de mails, pas tous de la part d'admirateurs comme moi et que ça doit être dur de pâtir de la célébrité d'une autre. De mon côté, je passe encore pour un c… Mais hélas ce n'est pas le seul problème. Pendant ce temps-là, les nuages s'amoncellent doucement au-dessus de nos têtes. Avec la rentrée, les contaminations remontent rapidement en France.

Aux Etats-Unis, la situation est encore pire. Le 2 octobre 2020, Donald J. Trump est testé positif au coronavirus et hospitalisé au centre médical Walter Reed à Washington. Le seul bon côté du

COVID, c'est qu'il aurait pu nous débarrasser de POTUS (the President Of The United States). Déjà dans son émission de téléréalité «The Apprentice », ce type avait un don certain pour mettre en avant les côtés les plus détestables des êtres humains. C'était le bal des hypocrites et des menteurs. A la fin de chaque épisode, tel Alexandre, Trump tranchait le nœud gordien, choisissait le nom du ou de la candidate qui était éliminé et lançait péremptoire un « You are fired ! » (vous êtes viré).

Depuis, la carrière de Trump, avait pris le tournant avantageux que l'on connaît : président des Etats-Unis d'Amérique, quelle réussite ! Sauf pour les malades du COVID, sans couverture sociale ni bouclier fiscal : 300 000 personnes éliminées, virées de l'existence, par les décisions inconsidérées du président. 300 000 morts très rapidement dans ce pays qui compte pourtant la plus grande industrie pharmaceutique du monde et malgré les injonctions « trumpiennes » à prendre de l'hydroxychloroquine comme remède contre le virus chinois, ou plutôt à cause d'elles. Le virus a donc fini par rattraper Trump. Malheureusement, SARS-CoV-2 n'a pas réussi à virer Trump qui a été emmené d'urgence en limousine médicalisée vers un hôpital. Là, POTUS a sûrement reçu une infusion d'anticorps neutralisants. Justement la technique expérimentale testée par Karine Lacombe, qui n'était pas encore disponible à l'époque pour tout le monde parce qu'encore en cours d'évaluation et pas encore validée par les autorités réglementaires de santé (La FDA aux USA)[1]. Mais bon, c'est ça quand on est Mr. President, on a droit à quelques privilèges, celui entre autres d'être soigné par les plus grands médecins du pays, ceux qui ne traitent plus depuis longtemps avec de l'hydroxychloroquine, et même le bénéfice de ne pas avoir à boire une gorgée d'eau de Javel. Dommage.

---

1 https://www.futura-sciences.com/sante/actualites/pandemie-traitement-covid-19-donald-trump-interroge-scientifiques-83399/

Quelques jours plus tard, Trump est ressorti de l'hôpital tout ragaillardi et souriant, plus carnassier que jamais, comme s'il n'était pas passé à côté de la mort. Pourtant, vu son âge et sa corpulence et, j'imagine, son régime alimentaire, il aurait pu y rester. Je me demande tout de même si l'équipe médicale n'a pas hésité un peu avant de lui infuser des anticorps neutralisants. Quelle responsabilité, alors que les élections aux Etats-Unis en novembre allaient sûrement être extrêmement serrées, imaginez un peu s'il était décédé pendant son hospitalisation. La faute en serait retombée sur les médecins ; mais même vivant, il y aura bien des gens pour regretter leur action et pour reprocher aux médecins d'être intervenus.

XVIII

Entre Jaurès et Laumière, entre ombre et lumière.

Le 16 octobre 2020, un mail laconique de ma collègue était tombé dans ma boîte de réception :
« Je vous transfère une présentation réalisée par le COREB (Coordination Opérationnelle Risque Epidémique et Biologique) qui fait le point sur les connaissances sur le COVID à ce jour. Ça me semble fourni, large et sérieux ! »

Marianne

En réalité, malgré son commentaire, ma collègue nous balance ce document sans qu'elle ne l'ait ni vraiment lu, ni vraiment compris, mais dans ce rapport daté en fait du 13 octobre, il y a une véritable bombe ! Un graphique parmi des centaines d'autres mais qui met un terme définitif à la polémique sur l'hydroxychloroquine. Suite aux résultats décevants du professeur Raoult et du Remdésivir, dans ma seule tête, j'avais élaboré l'hypothèse que les antiviraux dans leur ensemble ne marchaient pas et ne pouvaient pas réduire la mortalité due au COVID. Mais je ne savais pas expliquer exactement pourquoi. Et la réponse est là, dans ce rapport. C'était pourtant si simple à comprendre. Presque évident. Et je ne saisis pas comment il est possible que personne jusqu'à présent, même les membres du COREB qui ont compilé ce rapport, n'ait réalisé ce qui se passe.

Il faut se rappeler qu'un antiviral a pour but de faire baisser la charge virale, c'est-à-dire la quantité de virus chez un individu infecté. C'est grâce à cette stratégie que l'on sauve les patients malades du SIDA. On leur donne des antirétroviraux (que l'on appelle comme cela parce que le virus du SIDA est un rétrovirus parce que son patrimoine génétique est à base d'acide ribonucléique, l'ARN, par opposition à celui d'un virus dont le matériel génétique est formé d'acide désoxyribonucléique, l'ADN). Dans le cas du virus du SIDA, les traitements antirétroviraux, en bloquant sa réplication, c'est-à-dire sa multiplication, réduisent la quantité de particules virales (que l'on appelle aussi la charge virale), tellement efficacement que le HIV devient indétectable chez les patients traités. Les patients atteints du SIDA survivent car avec une charge virale négligeable, leur système immunitaire n'est plus attaqué, leurs lymphocytes CD4+ qui sont la cible du virus du SIDA ne sont plus éliminés. Leur système immunitaire redevient fonctionnel : les patients ne sont donc plus immunodéprimés, ils peuvent ainsi combattre d'autres infections ou des cancers (les patients porteurs du SIDA, quand ils sont traités, ne déclenchent plus de tuberculose ou de sarcome de Kaposi par exemple). Evidemment, les malades du SIDA doivent continuer à prendre leur traitement à base d'antirétroviraux à vie, sous peine de voir les particules de VIH qui sont toujours présentes, même en très faible quantité, dans leurs ganglions, se multiplier à nouveau, leur charge virale augmenter et leur taux de lymphocytes CD4 chuter. Malgré la lourdeur des traitements pour les malades, avoir transformé une maladie qui était à 100 % mortelle jusqu'au milieu des années 90, en pathologie si ce n'est inoffensive, tout du moins vivable, tout en ayant réduit le taux de transmission de la maladie et ainsi avoir sauvé des millions de vies, c'est quand même une incontestable réussite de la recherche médicale de la fin du XXe siècle. A la suite de ce succès, depuis ces années, tous les immunologistes et les virologistes du monde entier ont été formés avec en tête ce dogme inébranlable : pour soigner une infection virale, il faut faire baisser la quantité de virus, donc s'attaquer à la charge virale, avec des antiviraux.

Bien sûr, dans le cas du COVID-19, il faut être infecté par le virus SARS-CoV-2 pour risquer de mourir. Sans virus, pas de symptômes et pas de risques de décéder. En se basant sur cette idée que moins il y a de virus, moins on a de chances d'être malade, d'avoir des symptômes graves ou de mourir, il était parfaitement logique de penser que les antiviraux pouvaient soigner les patients atteints du COVID. C'est pour cette raison que le professeur Raoult avait avancé l'idée que le COVID était l'infection la plus facile à traiter. Il semblait évident qu'il suffisait d'utiliser le bon antiviral et il pensait l'avoir trouvé avec l'hydroxychloroquine puisqu'elle bloque la réplication du SARS-CoV-2 dans des cellules *in vitro*. Et pourtant, malgré cela, quand on traite avec de l'hydroxychloroquine les patients qui ont le COVID, on ne les guérit pas. Ce n'est pas un problème qui touche uniquement l'hydroxychloroquine. Tous les autres antiviraux comme le Remdésivir qui ont été utilisés pour soigner des patients infectés par le SARS-CoV-2 sont des échecs. Alors, c'est à ce moment que l'on doit faire un effort mental et se demander si le dogme qui dit qu'il faut abaisser la charge virale comme dans le cas du SIDA et qui semble pourtant si évident est toujours valable dans le cas du COVID-19. Il faut donc faire un effort sur soi, abandonner ce que l'on tient pour vrai depuis des dizaines d'années et revisiter la validité du dogme. Travail pénible, car pour la plupart des êtres humains (et encore plus quand on est médecin), questionner un dogme revient à se remettre en cause soi-même. Pourtant, c'est bien ce que la méthode scientifique nous enseigne de faire : douter. Douter toujours.

Plusieurs études ont cherché à réévaluer l'importance de la charge virale dans le COVID-19 et y sont parvenues. Mais en apparence seulement. Dans ces études, la quantité de virus chez des patients qui étaient morts du COVID a été comparée avec la charge virale des patients qui survivaient. Il a bien été observé que les patients qui mouraient avaient plus de virus que ceux qui survivaient. Oui, mais attention ! Les patients qui mouraient étaient aussi statistiquement plus vieux (de dix ans en moyenne) et avaient plus de facteurs de comorbidité : diabète, antécédents cardiaques, hypertension et d'autres facteurs de risques. Or ces facteurs de risques associés que l'on appelle des facteurs confondants, ou facteurs de confusion, peuvent aussi bien être responsables du décès des personnes qui n'ont pas survécu que la charge virale plus élevée. Par conséquent, de ces études il n'est pas possible de tirer de conclusions définitives. En tout cas on ne peut pas affirmer que l'aggravation des symptômes et la mortalité des patients ayant le COVID est uniquement et directement associée à une quantité accrue de particules virales SARS-CoV-2. D'ailleurs, il suffit de se rappeler qu'un nombre très important de personnes infectées ne développent aucun symptôme : les asymptomatiques. On peut donc dire, comme en mathématiques, que le virus est nécessaire mais pas suffisant pour déclencher des symptômes même bénins. Par extension, ont serait en mesure d'avancer l'hypothèse qu'une forte charge virale en SARS-CoV-2 ne conduit pas nécessairement à l'aggravation des symptômes et à la mort des patients.

Or il existe au moins une étude qui prouve ce que je viens de dire. C'est celle du Dr Kelvin Kai-Wang To publiée en mai 2020 au moment du Lancetgate dans *The Lancet Infectious Diseases*[2] Dans cette étude, les auteurs de cet article ont, comme beaucoup d'autres, comparé la charge virale chez des patients avec des symptômes limités et chez d'autres personnes présentant des symptômes sévères du COVID-19 (et *a fortiori* chez des patients qui en étaient morts). Mais dans cette étude, les groupes de patients sont bien appariés. C'est-à-dire que dans les deux groupes, les patients ont le même âge moyen et le même nombre de facteurs de comorbidité en moyenne. Il n'y a pas de facteurs confondants. Dans cette étude, le professeur To démontre qu'il n'y a pas de différences statistiques entre la charge virale des patients quel que soit leur état clinique. Pour être plus clair : il y a des patients qui ont des symptômes graves avec une faible charge virale et d'autres avec une grande quantité de virus. Et que chez des patients qui avaient des symptômes légers, certains avaient une forte charge virale, et que d'autres n'étaient pas porteurs de beaucoup de virus. De l'importance, encore une fois, pour répondre à une question scientifique, d'un groupe contrôle (dans ce cas les patients avec des symptômes légers), et que celui-ci soit le plus semblable possible au

2 https://www.thelancet.com/journals/laninf/article/PIIS1473-3099(20)30196-1/fulltext

groupe à l'étude (les personnes avec des symptômes sévères ou décédées). On peut conclure deux choses primordiales de cette étude :

1) La charge virale n'a rien à voir avec la sévérité des symptômes et donc avec la mortalité due au COVID. Dit de façon plus rigoureuse, la charge virale de SARS-CoV-2 n'est pas un facteur de risque indépendant de la sévérité et de la mortalité due au COVID.

Et quand je dis « rien à voir », ce n'est absolument rien, aucun rapport, aucun lien de causalité, niet ! Zéro rapport. C'est comme si quelqu'un vous annonçait : « Aujourd'hui je vais mettre un T-shirt bleu parce que j'ai envie qu'il fasse beau. » Vous lui répondriez : « mais ça n'a rien à voir », parce que vous savez que la manière dont vous vous habillez n'a aucune influence sur la météo. Aucun effet sur le fait qu'il pleuve ou pas. Vous comprenez donc que si la charge virale **n'a rien à voir** avec la sévérité des symptômes et la mortalité, prétendre que l'on va sauver des gens atteints du COVID en essayant de faire baisser leur charge virale n'a donc aucune chance d'être efficace. Par voie de conséquence, la deuxième conclusion que l'on peut tirer de l'étude de Kevin To et de ses collègues est que :

2) Tous les antiviraux ont été, sont et seront inefficaces pour empêcher les patients de mourir du COVID.

Ce qui en clair veut dire qu'aucun antiviral — l'hydroxychloroquine, le Remdésivir, le Lopinavir/Ritonavir et tous les autres — ne sauvera jamais aucune vie dans le cadre du COVID-19. Par conséquent, il ne sert à rien de vouloir développer de nouveaux antiviraux. Il faut donc passer à d'autres types de traitements et arrêter de continuer à dépenser de l'argent et des ressources pour les tester, dans l'espoir qu'un jour il y en ait un qui marche. C'est complètement inutile. Malheureusement, j'ai l'impression d'être le seul sur terre à avoir réalisé cela et la simple idée que personne ne m'écoute ou ne me comprenne m'inquiète et me désespère.

En même temps, en posant cette hypothèse, je prends le risque de me tromper, celui de me ridiculiser, d'être démenti par les faits. Et si par hasard (pour une raison que je n'imagine même pas mais qui pourrait exister, on ne sait jamais à 100 %, parce que c'est justement ça la recherche), de quoi aurais-je l'air si quelqu'un trouvait un antiviral efficace ? Mais non, c'est impossible, ma théorie est infaillible, mais comme on n'est jamais sûr de rien je scrute sans cesse, je cherche sans arrêt un article qui me donnerait tort. Un article ou une étude bien faite mais qui montrerait de façon indéniable, soit que la charge virale est liée à la mortalité du COVID, ou bien qu'un antiviral a sauvé des gens. J'en n'en dors pas. Je suis un peu comme Georges Perec qui cauchemardait en imaginant qu'il avait pu laisser passer un « e » dans *La Disparition.* C'est l'angoisse à chaque fois que je découvre un article qui vante les effets d'un antiviral que je ne connaissais pas. Ainsi j'ai ressenti une énorme frayeur le jour où je suis tombé sur le nom du Sovaldi®, un antiviral commercialisé par Gilead et utilisé contre l'hépatite C et qui par son mécanisme pouvait potentiellement empêcher la réplication des coronavirus comme le SARS-CoV-2. Evidemment, il y a des gens qui y ont pensé avant moi et qui ont testé cette hypothèse, et à mon grand effroi le premier article que je lis qui parle du Sofosbuvir, le principe actif du Solvadi®, associé à un autre antiviral, le Daclatasvir, est dithyrambique. Pire encore (pour moi et mon hypothèse), une méta-analyse semble confirmer l'effet bénéfique de cette combinaison thérapeutique en réduisant le pourcentage de décès des patients atteints de COVID-19. Tout mon raisonnement est remis en cause sauf que… en cherchant un peu plus dans la bibliographie sur le sujet, il se trouve que le premier article a été rétracté, et que la méta-analyse qui ne compilait les résultats que d'une petite dizaine d'essais cliniques, tous réalisées par une seule équipe en Iran et regroupant très peu de patients, est contredite par une méta-analyse plus sérieuse sur plusieurs centaines de patients cette fois. Ouf ! Tant mieux pour moi et mon hypothèse, dommage pour les patients. En même temps, si ça avait vraiment marché, on en aurait tous déjà entendu parler. Donc une fois de plus, c'est une fausse piste.

Par conséquent, en octobre 2020, comme je pense savoir pourquoi les antiviraux, même les plus exotiques, n'ont aucune chance de réussir à sauver les patients et qu'apparemment je suis le seul à l'avoir compris, il faut absolument que je communique ma théorie au reste de la communauté scientifique. Et puis même si j'ai tort, ce n'est pas très grave, celle-ci me démontrera par A plus B les raisons de mon erreur. Mais jusqu'à preuve du contraire, pour le moment, c'est moi qui détiens la vérité. Et quelle vérité ! Complètement surprenante, qui remet en cause le dogme et qui pourrait réorienter la recherche sur le COVID et changer la manière dont les patients sont pris en charge.

Pour aller vite, j'ai donc commencé à rédiger un petit article sous forme de commentaire que nous pourrions, avec Charles, Marianne et André, soumettre pour publication au journal *Science*. Juste un petit texte de mille mots au maximum. Facile ! Dans deux mois au plus tard… ça sera fait et j'aurai sauvé le monde.

XIX

« Tournez, tournez, bons chevaux de bois,
Tournez cent tours, tournez mille tours,
Tournez souvent et tournez toujours,
Tournez, tournez au son des hautbois. »

Paul Verlaine

Laumière.

Pour une raison inconnue, le métro est à l'arrêt, une fois de plus. Pas d'annonce du chauffeur ce coup-ci. Je vais être en retard ce soir à ma séance de volley ! Quelle guigne ! Toujours à attendre, quelle perte de temps. Le temps qui passe, le temps, le temps, le temps me manque. Ce n'est pas le moment. C'est une course contre la montre qui se joue.

C'est une course de petits chevaux qui commence à partir de maintenant : le jockey de chaque destrier porte une couleur distincte. En casaque rouge, encore ce satané virus qui fait toujours la course en tête, avec ses courbes d'incidence, son nombre d'hospitalisations et ses décès qui grimpent tout au long de l'automne et qui va bientôt nous obliger à nous confiner à nouveau dès que les capacités hospitalières seront au bord de la saturation. Au-delà d'un certain seuil de circulation du virus, nous sommes appelés à nous éloigner les uns des autres. Le 17 octobre 2020, près de vingt millions d'habitants, à Paris et dans huit métropoles en région parisienne, sont placés sous couvre-feu de 21 heures à 6 heures. Le 22 octobre, le couvre-feu est étendu à trente-huit départements, puis le 28, Emmanuel Macron annonce un reconfinement dans toute la France mais avec le maintien de l'ouverture des crèches, des écoles, des collèges et des lycées. Pendant ce temps, le 23 octobre, la France a passé le cap du million de cas. Le virus avance inexorablement. Il n'y a qu'à voir ce qui arrive au Brésil et aux Etats-Unis, et en Russie… Partout en fait ; en Afrique du Sud, un nouveau variant fait son apparition. Le virus mute évidemment, il prend de nouvelles formes, s'adapte à nous et nous, nous sommes à la traîne. Nous n'évoluons pas à la même vitesse. Pourtant il y a enfin un nouvel espoir.

Paré de vert, le cheval du développement des vaccins à ARN messagers fait petit à petit son retard, cataclop, cataclop…. Pour le moment tout va bien à ce qu'il paraît, en tout cas pas de nouvelles, bonnes nouvelles, tant que l'on n'en entend pas trop parler c'est que les choses avancent. Les essais cliniques de Pfizer et Moderna suivent leur cours. La phase I n'a pas montré de signes inquiétants de sécurité, manifestement. La phase II a dû donner des résultats intéressants puisque la phase III, qui a commencé le 27 juillet 2020 [1] sur des milliers de personnes non infectées, mais à risque (comme nous tous) de rencontrer le virus et d'être infectées, est en cours. Je croise les doigts pour que tout aille bien jusqu'à la fin. Si on n'a pas de vaccins, on est foutus et on n'arrivera jamais à se sortir de cette crise sanitaire. Avec le peu de traitements vaguement efficaces sur les patients hospitalisés avec des symptômes sévères ou critiques, il y aura encore beaucoup de malades qui vont mourir à l'hôpital, beaucoup de contraintes sociales liées aux confinements successifs, des faillites des petits commerces, de la vie qui disparaît des rues des villes et des campagnes aussi, etc., bref sans les vaccins c'est la catastrophe. En tant qu'agnostique pratiquant, je prie avec ferveur pour que le miracle de la science et de la technologie se produise et nous sauve. Et ça marche (?). Le 9 novembre, Pfizer et BioNTech annoncent que leur vaccin est efficace à 95 % sur la base de résultats préliminaires. Cataclop, cataclop, cataclop… Allez, que diable, hue ! Au galop !

De mon côté, je porte une petite casquette et une casaque jaunes, je suis monté sur mon petit canasson, ma Rossinante, qui clopine à l'allure toute rhumatisante de la recherche qui cherche et qui

---

1 https://www.futura-sciences.com/sante/actualites/coronavirus-an-coronavirus-grandes-dates-pandemie-covid-19-84897/

tâtonne, de mes capacités d'écriture et surtout de mes aptitudes à convaincre les personnes qui m'entourent. Difficile de faire comprendre à mon entourage scientifique proche (mes collègues) que j'ai raison, sur le fait que les antiviraux ne sauvent pas les patients à l'hôpital. Je n'arrive pas à les convaincre non plus du fait qu'il est important de le communiquer en publiant un article, bien que je n'aie pas de preuves expérimentales (si ce n'est que tous les essais cliniques avec des antiviraux ont tous donné des résultats lamentables). Même si c'est juste de la pure logique, je sais de quoi je parle et malgré les réticences, le fait de publier mon article n'aura pas d'effet négatif sur notre cours de bourse car mon hypothèse (qui est plus que cela en fait : ma théorie) n'est pas incompatible avec l'avancée de notre essai clinique sur le potentiel effet bénéfique de la remise à l'équilibre du système rénine-angiotensine. Au contraire même ! J'essaie juste de sauver l'humanité par vents et marées en dépit de tout. J'ai enfin la possibilité de faire une différence dans le monde. Pendant ce temps, les grands chercheurs, les grands savants qui passent à la télé à longueur de journée sont complètement paumés et perdus. Ils n'ont rien compris à cette maladie. C'est étonnant mais moi oui, alors laissez-moi faire. Puisqu'il faut un sauveur, je serai celui-là. Je peux me sacrifier moi aussi si c'est nécessaire, vous savez. Moi aussi je peux aller exposer mon corps sur les plateaux télé, et recevoir toute la gloire que je mérite enfin. Mais avant, il faut que j'arrive à finir cet article ; ce petit article qui peut tout changer pour le monde et pour moi. Et pour ça, il me faut encore répondre à une petite question insidieuse d'André : comment expliquer au niveau moléculaire que même en baissant la charge virale, on n'arrive pas à sauver les gens avec les antiviraux ? En effet, si on élimine les virus infectieux des poumons apparemment, puisque les tests PCR ou antigéniques deviennent plus rapidement négatifs, comment se fait-il que les gens meurent encore ? Bonne question, mais est-ce que le virus est vraiment éliminé au niveau des poumons ou est-ce seulement en apparence ? Est-ce qu'il ne reste pas un réservoir viral quelque part ? Ou bien, plutôt que des virus entiers et capables de se répliquer, ne reste-t-il pas des petits morceaux, des débris de virus quelque part qui induiraient les symptômes du COVID ? Des protéines ? De l'ARN ? Il faut que je trouve une réponse à cette question, sinon mon article ne sera pas accepté et ne sera jamais publié.

Enfin en bleu, sur les petits chevaux de nos vies individuelles, il y a nous, qui sommes coincés entre de nombreuses injonctions contradictoires. Au traditionnel « métro, boulot, dodo », maintenant il faut rajouter le triptyque : « tests, isolement, et gel hydro ». Il faut vivre avec le virus, paraît-il. Au moins essayer de ne pas le choper, et de ne pas mourir quand on l'a. En plus du port du masque dans tous les lieux clos qui est devenu obligatoire en France depuis fin juillet, à Paris nous sommes maintenant obligés de le porter en extérieur depuis fin août ; la barbe[2]. Au milieu de toutes ces contradictions, malgré la mort qui rôde, pourtant il faut essayer de profiter de la vie, sortir faire la fête avant le nouveau confinement. Il paraît que ce sera plus un couvre-feu en fait. On pourra aller bosser normalement la journée, se faire potentiellement contaminer mais ne plus sortir le soir, plus de bars, de soirées entre amis. Plutôt braver les interdictions gouvernementales que de rester seul chez moi, et en plus moi je m'en fous, je vous l'ai dit, même si je ne peux pas le prouver car au début de la pandémie il n'y avait pas de tests disponibles au grand public, le COVID je l'ai déjà eu, j'ai survécu, donc je suis protégé grâce à mes anticorps et à mes lymphocytes T mémoires, alors je sors le plus possible, je vois du monde et quand je ne suis pas dans les transports en commun, je me passe de masque, je fume sans arrêt dans la rue pour ne pas avoir à le porter.

La fin de cette année si spéciale approche. Les petits chevaux continuent leur galop respectif. Double-cinq pour les vaccins ! Des nouvelles réjouissantes commencent enfin à nous parvenir le 2 décembre 2020 : le Royaume-Uni est le premier pays au monde à autoriser le vaccin Pfizer-BioNTech, et dans la foulée, le 8

2 https://www.futura-sciences.com/sante/actualites/coronavirus-an-coronavirus-grandes-dates-pandemie-covid-19-84897/

décembre, une Britannique de quatre-vingt-onze ans est la première personne à recevoir une injection du vaccin. Evidemment, comme ces bonnes nouvelles émanent de la perfide Albion et que Sanofi a été incapable de produire un vaccin, la fierté nationale est piquée au vif, et tout de suite « l'esprit français » se met en route et les scientifiques et médecins qui n'ont pas été capables de trouver un traitement critiquent et mettent en doute les chiffres d'efficacité avancés par Pfizer : 94 % ! C'est le cas d'Arnaud Fontanet, un épidémiologiste de renom de l'Institut Pasteur sur le plateau de « C'est à vous », qui demande à voir les chiffres avant de se prononcer sur le taux d'efficacité des vaccins. Celui-ci « pense qu'il est tout à fait légitime de se poser des questions » et en même temps tente de rassurer : « La phase d'expérimentation chez l'homme n'a pas été raccourcie. On a testé en phase III plus de 60 000 personnes. On a encore peu de recul. Il faut attendre deux mois pour voir apparaître les effets indésirables, mais au moment où les vaccins seront déployés, début janvier, on aura ce recul. » « Pour les vaccins de Pfizer et Moderna, il n'y a pas eu d'effets indésirables graves. Il y a eu une personne qui a fait une paralysie partielle avec celui d'Astra Zeneca. Ce sont des choses qu'on voit avec tous les vaccins. » « L'important, c'est la transparence totale », ajoute-t-il.

Certes, la transparence c'est bien et les informations scientifiques qu'il donne sont exactes, mais tenir de tels propos à la télé, c'est faire preuve d'une légèreté coupable. Moi aussi j'aurais aimé voir les chiffres de Pfizer, mais en cette période épidémique, émettre le moindre doute sur l'efficacité et la sûreté des vaccins, c'est faire le jeu des complotistes et des antivax. Les médecins et scientifiques n'ont pas compris que nous vivions dans un monde de communication et que le public n'est plus capable de les écouter évoquer des doutes sans penser à un complot. D'autre part, les propos du Pr Fontanet démontrent son ignorance du monde de la recherche privée et de l'industrie du médicament. Si Pfizer se permettait de mentir en avançant des chiffres fantaisistes d'efficacité (94 % c'est beaucoup, mais pas impossible) et s'ils étaient pris par la patrouille (et ils le seraient dans tous les cas puisque les instances du médicament aux Etats-Unis et en Europe et ailleurs ne se contentent pas de communiqués de presse. Elles vont scruter ces chiffres dans le moindre détail avant de donner leur accord pour l'utilisation du vaccin dans la population générale), si jamais, donc, les chiffres avancés par Pfizer ne correspondaient pas aux données réelles, les agences du médicament l'annonceraient publiquement et la population et surtout, ce qui est beaucoup plus important pour Pfizer, les marchés financiers n'auraient plus confiance et le cours de l'action chuterait. De plus, le vaccin serait beaucoup plus difficile à vendre aux gouvernements qui sont en demande. Alors que Pfizer est en situation de quasi-monopole et peut dicter sa loi aux Etats qui voient leur population mourir sans avoir d'autre recours que les confinements à répétition avec des conséquences économiques catastrophiques, il serait complètement stupide de la part de Pfizer de mentir. Le Pr Fontanet et les scientifiques qui se croient encore les porteurs de la bonne parole aux yeux du public français ne l'ont toujours pas compris. Le scandale Raoult a causé beaucoup de mal. Plus personne ne fait confiance à personne et en particulier, la parole de scientifiques, même bien intentionnés et consciencieux, ne passe plus dans la population. Si par malheur l'opinion erronée selon laquelle les vaccins seraient inefficaces ou dangereux devenait majoritaire dans la population et que l'on n'atteignait pas un taux de couverture vaccinale suffisant (70, 80, 90% ?), nous serons toujours obligés de vivre en pointillé dans cinq ans. Sans parler des morts inutiles !

Hélas, en parallèle à l'arrivée des vaccins, les petits chevaux du virus viennent de faire un double-six. Le 14 décembre, une nouvelle souche de coronavirus jusqu'à 70 % plus contagieuse que les variants précédents, et qui va connaître la gloire sous le nom d'Omicron, est identifié en Grande-Bretagne. La course-poursuite s'accélère entre l'apparition de nouveaux variants et la vaccination. Pendant ce temps-là, le 17 décembre, Emmanuel Macron est testé positif au COVID-19 et se place en isolement à la résidence de La Lanterne à Versailles, peut-être pour y chercher un peu de lumière.

Tout le monde respire, même les hommes politiques, et personne n'est à l'abri.

De mon côté, l'après-midi du 25 décembre, je suis avec ma mère, mon frère et mon beau-frère autour d'une tasse de thé et de petits gâteaux. C'est plutôt frugal comme repas de fête. Décidément tout aura été différent cette année. Pas d'embrassades, pas de déjeuner pantagruélique comme les autres fois. Nous sommes tous les quatre, avec nos masques, autour de la table en bois branlante qui servait à mon père pour peindre ses toiles. Simplement contents d'être tous là réunis, et surtout que ma mère soit encore en vie. Ma mère a accepté de se faire vacciner malgré ses réticences et c'est déjà beaucoup. Sa raison ? Apaiser nos craintes, ce n'est pas très scientifique mais cela m'ira parfaitement. Le meilleur cadeau de Noël possible. Deux jours plus tard, Mauricette M., soixante-dix-huit ans, est la première personne en France à recevoir une injection de vaccin anti-COVID dans le 93 à l'hôpital André-Muret de Sevran, à Aulnay-sous-Bois[3]. J'espère, non, je suis sûr que cette première vaccination est le début de la fin de ce cauchemar. Rien que depuis mars 2020 il y a déjà eu au moins 65 000 morts en France à cause de cette saloperie de virus[4,5] C'est malheureusement beaucoup trop et pour ce piètre résultat, nous avons vécu la moitié de l'année confinés, privés de presque toutes nos libertés. Il est temps que tout cela cesse. Vite, tendez le bras, infirmières/infirmiers, pompières/pompiers, médecins et pharmaciens, à vos aiguilles, à vos marques ! Prêts ? Piquez ![6]

Et bonne année 2021 ! Et surtout bonne santé !

---

3 https://www.gouvernement.fr/actualite/il-y-a-1-an-la-premiere-dose-de-vaccin-contre-le-covid-19-etait-injectee

4 https://www.vidal.fr/actualites/26916-mortalite-en-2020-quel-a-ete-le-poids-de-l-epidemie-de-covid-19.html

5 https://www.lemonde.fr/planete/article/2021/03/17/en-france-68-000-personnes-seraient-mortes-du-covid-19-en-2020_6073436_3244.html

6 Un an après, 51 591 786 personnes seront entièrement vaccinées (données du 23 décembre 2021).

XX

Toujours bloqués à Laumière.

Pendant que nous attendons sagement, les derniers voyageurs se pressent pour venir boucher les trous, pour s'agglutiner les uns aux autres dans le wagon surchargé et qui recommence à sentir le rance et la sueur. Pour penser à autre chose, je reprends la lecture de mon petit livre de vulgarisation sur les maladies émergentes du Pr Yazdanpanah. Justement, au chapitre 3 intitulé « Ce qui nous guette », il décrit à l'avance ce qui nous est arrivé, à quelques détails près. Au lieu que ce soit un coronavirus dans son petit bouquin d'anticipation scientifique datant de 2016, le professeur pense plutôt à un virus de type grippal. Mais ça ne change pas grand-chose. Comme il l'écrit dans son cas hypothétique, la transmission interhumaine et par voie aérienne fait qu'avec un taux d'infection de 30 % et une mortalité de 1 %, on se retrouverait à peu de chose près avec 20 millions de morts au niveau mondial. Oiseau de mauvais augure, j'avais estimé la mortalité totale à 200 millions de personnes au tout début du COVID-19 mais j'avais revu mes prévisions à la baisse quand des chiffres plus fiables avaient été disponibles. 20 millions de morts, c'est assez proche de ce que j'avais moi-même imaginé : 50 millions de cadavres.

Dans son livre de 2016, Yazdan Yazdanpanah prophétise avec justesse et est aussi frappé que moi par le fait que les Etats devront interdire toute circulation et en particulier bloquer le transport aérien en cas de pandémie causée par un virus respiratoire. Curieusement pourtant, jusqu'à relativement tardivement, alors que le COVID venait d'émerger à Wuhan, il a eu du mal à croire ses propres prévisions. Fin janvier 2020, aux journalistes dont certains encore peu aux faits des évènements qui étaient en train de survenir et qui le présentaient en bégayant comme un « imumunonologiste », et qui le pressaient de questions, il assurait qu'il était très peu probable que l'épidémie du virus qui venait d'être identifié en Chine arrive en France. Même si à sa décharge c'était avant que la transmission d'homme à homme soit fermement établie[1], par excès de prudence ou par manque d'intuition, le Pr Yazdanpanah, qui était le plus à même de tout savoir avant tout le monde, n'a pas senti le vent de la tourmente s'abattre sur nous. Tout le monde a bien vu ce qui s'est passé depuis.

En janvier 2021, cela fait tout juste un an que le COVID appuie sur les sociétés humaines et l'on sent tous les régimes craquer. En Chine, malgré la mise en service des vaccins Sinovac à la technologie dite classique, le confinement qui semble éternel est toujours en cours, ce qui permet au parti unique d'imposer encore un peu plus sa volonté, c'est-à-dire le contrôle et la privation de libertés individuelles et la répression envers sa population. En Russie, malgré la mise sur le marché du vaccin Spoutnik, le nombre de morts apparaît astronomique (est-ce que l'on doit dire cosmonautique ?). Il faut dire que ce vaccin, lui aussi de type classique, paraît peu efficace et peu sûr, ce qui explique un faible taux de vaccination car la population sur place se méfie et il semble qu'elle ait raison. De plus, le système de santé là-bas est pire que tout et la durée de vie avait déjà tendance à diminuer avant même l'émergence de la pandémie. Cela ne présume rien de bon pour le futur. Les vieilles démocraties européennes, elles aussi, souffrent de la désorganisation apparente des systèmes de santé et de la diffusion des fausses informations au milieu des vraies, des ordres et contrordres, des pénuries et du manque de vision à long terme des décideurs qui semblent de plus en plus éloignés de la base et qui n'arrivent plus à partager leur point de vue. La parole officielle est noyée dans un brouhaha incessant et dénué de sens. De moins en moins de personnes font confiance aux politiques, aux scientifiques, et ce d'autant plus que nous sommes à la traîne en ce qui concerne la mise en place de la vaccination. Nous payons quelque part une trop

---

1 https://fr.video.search.yahoo.com/yhs/search?fr=yhs-avg-fh_lsonsw&ei=UTF-8&hsimp=yhs-fh_lsonsw&hspart=avg&param2=browser_homepage&param3=ch.109.w10.hp._.fr.avg._._&p=d%C3%A9claration+du+Pr+yazdan+yazdan+panah+propagation+du+virus+de+chine+en+france&type=ch.109.w10.hp._.fr.avg._._#id=1&vid=033ea5b35e723f5d900d9390129c4603&action=view

grande transparence démocratique qui dévoile les difficultés structurelles inhérentes à tout système et que tous les antivax et les extrémistes utilisent à tort et à travers pour le bien de leurs propres paroisses. Le Pr Raoult et ses collègues de l'IHU et leurs relais dans l'opinion portent une terrible responsabilité dans cette perte de confiance.

Le comble de l'irrationalité est atteint le 6 janvier aux Etats-Unis lors du « Trumputsch ». Le COVID n'est malheureusement pas assez virulent pour nous débarrasser des nouveaux héros américains, les QAnon, les extrémistes de droite, les soi-disant « pro-life » parce qu'ils sont farouchement anti-avortement, mais qui sont en même temps des maniaques du premier amendement, et contre la vaccination. Dommage que le virus n'ait pas emporté Trump et tous ses amis, les gourous autoproclamés qui se parent de cornes de bison… Le COVID appuie là où ça fait mal. Il s'immisce dans les interstices de la démocratie, il entre dans les familles et il se glisse entre les amis et il exerce une pression, une force centrifuge qui sépare les gens, qui écartèle les liens sociaux. La moindre occasion de se réunir revêt donc une importance particulière et doit être vénérée ; même la plus insignifiante ! Alors je résiste comme je peux.

En rentrant au petit matin d'une énième soirée « clandestine » chez Joséphine, le long du canal de l'Ourcq, j'essaie d'éviter les patrouilles de police pour ne pas me faire choper sans masque dans la rue en pleine nuit alors qu'il y a toujours le couvre-feu. Mais manifestement ils s'en foutent et en plus je suis seul, alors je ne peux contaminer personne… Les flics, la maison Poulaga, les poulets… alors que dehors il fait un froid de canard… Pourtant le COVID, ce n'est pas la grippe aviaire, les agents de sécurité en tenue de combat de rue avec leurs casques me font penser au policier qui s'est fait dégommer pour s'être opposé aux émeutiers de Washington. Avant, au temps des Romains c'étaient les oies qui étaient chargées de la protection du capitole. Mais cette fois ils y ont laissé des plumes. Ha ! Ha ! Malheureusement. Mes pensées vagabondent, comme moi sous l'emprise de l'alcool, au gré des associations d'idées et des jeux de mots débiles. Je revois les images du mec vautré dans le fauteuil de Nancy Pelosi, les pieds dans de grosses godasses dégueulasses sur le bureau. Est-ce qu'il fait ça chez lui ? Je revois l'illuminé déguisé en bison qui hurle dans les couloirs du Capitole, les coups de feu. C'est quand même fou ce qui vient de se passer aux Etats-Unis, tout ça avec la bénédiction de Trump ! Décidément, 2021 débute d'une drôle de façon.

Début février, Didier Raoult vient de publier un livre, *Carnets de guerre : COVID-19*. Moins qu'un livre, en fait, c'est plus un verbatim de ses interviews diffusées sur YouTube et de ses interventions à l'Assemblée nationale et au Sénat. C'est le reflet de son esprit qui tâtonne. Mais cela plaira à ses admirateurs, ceux qui prétendaient de manière incohérente que le virus n'existait pas, mais qui dans la même phrase disaient qu'il avait été produit génétiquement par le gouvernement pour nous éradiquer. Ceux qui se plaignaient qu'on les laissait mourir faute de masques ou parce qu'on n'autorisait pas l'utilisation d'hydroxychloroquine tout en rappelant que ce n'était en somme qu'une petite grippe et qu'il était hors de question qu'ils s'astreignent au moindre contrôle de leurs déplacements. La liberté ou la mort ! Ce livre est donc parfaitement adapté pour ces esprits confus. Soi-disant « écrit pour l'Histoire avec un grand H », comme le professeur toujours modeste le prétend, ce compte rendu a néanmoins le mérite d'exister. Les paroles s'envolent, les écrits restent. Comme resteront gravés les tatouages à son effigie sur la peau des âmes naïves et crédules qui l'ont idolâtré et supporté jusqu'au bout. Le plus effarant dans le fait que cet ouvrage soit publié maintenant, c'est qu'un mois auparavant, une lettre scientifique postée sur le site de l'IHU de Marseille indique que la chloroquine permet de réduire la charge virale, mais pas la mortalité due au COVID[2]. C'est ce que je

2 https://www.lemonde.fr/les-decodeurs/article/2021/01/19/didier-raoult-a-t-il-change-d-avis-sur-l-hydroxychloroquine-pourquoi-c-est-plus-complique_6066807_4355770.html

me tue à dire à tout le monde depuis au moins le mois d'avril dernier. Il aura donc fallu neuf mois au Pr Raoult et à son équipe pour comprendre les résultats de leur propre étude. Quels génies ! Pourtant ce n'est pas faute, de la part du reste de la communauté scientifique, d'avoir tenté, en vain, de leur expliquer.

Tout cela est bien fatigant et l'hiver cette année n'a pas l'air de vouloir céder facilement la place au printemps. Nous avons tous l'impression de vivre dans un long tunnel depuis le confinement il y a déjà presque un an. Joséphine est épuisée par son boulot et par la vie en général et moi aussi. Tant d'inepties sur le COVID à avaler sans arrêt à la télévision et sur les réseaux sociaux, cela draine toute mon énergie. Joséphine a donc décidé de nous emmener en vacances, Manuela, Josian et moi-même, pour une petite semaine dans les Landes, au Vieux-Boucau. Nous acceptons bien sûr avec plaisir. Nous ferons escale à Bordeaux pour récupérer la voiture du père de Joséphine et puis filer direction les Landes, la plage, l'océan, et mis à part le bruit des vagues, du ressac de l'eau qui reflue sur le sable et celui du vent marin qui souffle dans les plumes des goélands, le silence ! Le bonheur assuré.

Nous sommes installés comme toujours tous les quatre dans notre carré SNCF et notre TGV file cap au sud-sud-ouest. Comme à mon habitude, je suis assis dans le sens inverse de la marche en face de Josian côté couloir et à la droite de Manuella, qui elle-même fait face à Joséphine côté fenêtre et on n'arrête pas de rigoler sous nos masques, de faire des blagues, de déconner. On fait plaisir à voir et il est clair que les voyageurs qui nous entourent nous envient notre joie de vivre et profitent de notre humour qui doit être suffisamment communicatif pour que personne ne vienne se plaindre à nous du raffut que nous faisons. Arrivé vers Valence le train ralentit et la cheffe de train annonce que nous aurons quelques minutes d'arrêt supplémentaires pour recomposition des rames dans la prochaine gare. Cette halte me permettra d'aller fumer rapidement une cigarette sur le quai, et je pourrai respirer sans masque pendant quelques minutes. Je me lève de mon siège, je prends mon blouson et mon paquet de clopes et je commence à me diriger vers la sortie quand je télescope Joséphine qui revient comme une flèche en sens inverse. Depuis quelques minutes, elle s'était éclipsée sur la plateforme pour répondre à un appel apparemment urgent. Je me retourne pour l'engueuler, au moment même où elle vient de tomber dans les bras de Manuella en pleurant et en balbutiants des mots que j'ai du mal à intégrer : mort ! Il est mort ! Elle sanglote, accrochée à Manuella qui l'emporte hors du wagon, à l'abri du regard des autres voyageurs qui comme nous viennent de perdre leur gaîté. Joséphine s'effondre sur la plateforme, en pleurs, toujours dans les bras de Manuella. « Il est mort ! A l'hôpital ! Il est mort ! » Ces mots reviennent sans cesse, incompréhensibles : qui est mort ? Je lance des yeux éberlués vers Manuella pour en savoir plus. J'articule en silence des questions pour que Manuella lise sur mes lèvres : « Mais qui est mort ? Son père ? Le père de Joséphine ? Il était malade ? » Manuella me répond de la même manière en épelant les lettres silencieusement avec ses lèvres et avec un signe de dénégation de la tête. « N.O.N.S.A.D.I.O.S.A.D.I.O.M.O.R.T. »

Sadio est mort ce matin. Il n'a pas résisté à l'opération. Le train roule à nouveau à grande vitesse. Nous sommes tous les trois assis par terre sur la moquette de la plateforme et les gens qui veulent se rendre aux toilettes nous enjambent en silence. La contrôleuse vient nous voir et gentiment propose un verre d'eau pour Joséphine qui est dévastée par le chagrin et qui continue à pleurer. Manuella essaie de la réconforter, de lui parler, de la consoler tout en me jetant de temps en temps des regards pour que je l'aide. Mais j'avoue que je suis totalement inefficace, absent, je n'arrive pas à remettre les pièces du puzzle ensemble. Je ne comprends plus rien. Sadio était à l'hôpital ? Malade ? Depuis quand ? Que s'est-il passé ? Je ne comprends plus rien. Je ne sais rien, je n'ai rien compris. Que s'est-il passé ? Depuis quand ? Toutes ces questions tournent en boucle dans ma tête et je n'arrive pas à m'en débarrasser pour m'occuper de Joséphine. Je la prends dans mes bras maladroitement, je caresse son dos, j'aimerais ainsi pouvoir l'aider, mais rien ne se passe, je n'y arrive pas. J'ai l'impression d'avoir un corps étranger accroché à moi. Je ne ressens rien que la distance entre nous qui grandit si vite. Je suis glacé et glacial. Arrêt du cœur. Comme avec les malades à l'hôpital, je suis incapable d'apporter le moindre réconfort, la moindre once de chaleur humaine et d'empathie. Je suis vide, inutile et sans affect. Joséphine retourne se blottir dans les bras de Manuella et moi à ma place en face de Josian qui me regarde, l'air atterré. Nous ne parlons pas mais j'essaie de lire dans ses yeux les réponses à mes questions. Savait-il lui aussi que Sadio était malade ? Je n'arrive pas à ressentir de la tristesse et de la compassion car je ne comprends rien, je voudrais comprendre ce qui se passe. Est-ce qu'il était absent aux dernières soirées chez Joséphine et qu'on ne le voyait plus servir les clients derrière le zinc du *Mamakin* parce qu'il était déjà sur son lit d'hôpital ? De quoi est-il mort exactement ? Il était jeune, il n'avait que trente-six ans et je le pensais en bonne santé, est-ce que je suis le seul à ne rien avoir su ? A ne rien comprendre à cette histoire ?

Le reste du voyage vers le Vieux-Boucau est une succession d'étapes horriblement pénibles. A Bordeaux, dans le bus qui nous emmène de la gare à la maison du père de Joséphine où nous devons récupérer la voiture, celle-ci reçoit des messages de condoléances de tous les amis de Sadio. Ils lui prodiguent leur soutien et leur affection. Tous se comportent avec Joséphine un peu comme s'ils avaient été en couple. Je la vois faire le compte des personnes qui l'appellent et qui lui rendent hommage en tant que personne la plus proche, la plus affectée par sa mort. A un moment, elle me demande si je lui ai envoyé un message de condoléances, je ne comprends pas sa requête. C'est absurde, je suis en face d'elle dans ce bus de malheur et pourtant avec un sourire elle me force à lui envoyer un SMS, là devant elle pour lui exprimer ma tristesse ? Mon soutien ? Mes remords ? Je m'exécute, contraint et forcé, sans vraiment comprendre, sans pouvoir protester, sans poser de questions, ce n'est pas le moment.

Pendant que Joséphine et Josian sont dans le garage et essayent avec de vieux câbles électriques de ranimer la batterie de l'antique Volvo qui est restée trop longtemps à l'arrêt, je m'approche de

Manuella et je lui chuchote mes interrogations pour essayer de comprendre de quoi Sadio est mort et surtout le comportement si étrange de tout le monde et de Joséphine en particulier. Elle m'apprend que Sadio était à l'hôpital depuis deux mois. Il était en réanimation, à cause du COVID, et comme il avait des sérieux problèmes de santé, en particulier une insuffisance cardiaque et une maladie chronique au niveau du foie (ce en quoi son métier de barman ne l'aidait pas), il n'a pas survécu aux traitements qui étaient censés le sauver du virus. Puis elle me crie presque au visage : « Voilà maintenant, comme ça tu es content ? » Content ? Moi ? Comment ça ? Comment pourrais-je être content ? Une personne qui bien que nous ne fussions pas amis mais que j'estimais est morte aujourd'hui. Toutes les personnes que j'aime sont en larmes autour de moi. J'ai l'impression d'avoir perdu toute connexion avec les amis qui m'entourent. Un monde s'est écroulé aujourd'hui. Comment est-ce que je pourrais être heureux ?

Nous roulons maintenant à 130 km à l'heure sur l'autoroute qui relie Bordeaux aux Landes. Josian est au volant, Joséphine est sur la banquette arrière avec Manuella et moi je suis assis… à la place du mort. Personne ne parle. Nous faisons semblant de ne pas entendre les sanglots déchirants de Joséphine qui nous parviennent malgré les grincements de l'habitacle et le bruit du moteur de la Volvo malmenée qui surchauffe, éructe et qui tremble à chaque tour de roue. Je voudrais descendre et pousser ce vieux tas de ferraille. Pourvu que l'on arrive le plus vite possible, que cette descente aux enfers s'arrête. S'il vous plaît.

Une fois à destination et installés dans notre location face à la mer, rien n'y fait, nous avons beau essayer de distraire Joséphine, lui faire oublier pendant quelques instants son désespoir, celle-ci reste prostrée dans sa chambre, et pleure sans arrêt et quand elle ne pleure pas, elle est pendue à son téléphone avec les amis qui sont restés à Paname en contact avec la famille de Sadio et qui organisent les funérailles, ou bien, elle nous engueule d'être vivants et pas lui. Chacun est livré à lui-même et ne sait pas comment faire passer le temps qui, nous en avons conscience, sera peut-être le seul remède efficace contre la perte. Je passe de longs moments en solitaire sur la plage à regarder les vagues grises qui se confondent avec le ciel. La blancheur des mouettes et de l'écume sont les seuls repères qui permettent de distinguer les deux. Saloperie de COVID ! Je reste des heures sur le sable assis à côté d'une vielle souche. Aussi immobile et le cœur aussi sec que ce tronc d'arbre échoué ici par un malheureux hasard, je n'arrête pas de repenser à Sadio. Soudain, une lumière s'allume enfin dans mon esprit embrumé. Je réalise que Sadio, c'est l'anagramme d'« Adiós »!

XXI

Dans le tunnel, entre Laumière et Ourcq.

Le métro s'ébroue et on repart lentement. La vie reprend doucement. La vie se faufile par les interstices. Comme le premier filet d'eau qui se fraye un chemin dans le lit sinueux d'une rivière après une période de sécheresse.

On dirait un tableau de Caillebotte. La pluie a délavé les trottoirs, et les quais de la Seine. Les passants se reflètent sur le bitume parisien, dans un jeu de miroirs infini. Leurs doubles, impersonnels, semblent nager comme des dauphins gracieux et silencieux dans ce milieu mi-solide-mi-aqueux. Les dernières gouttes de pluie ruissellent sur les toits et dans les caniveaux. Les ors de la coupole des Invalides et des flammes des statues du pont Alexandre III étincellent de tous leurs feux sous les rares rayons du soleil qui percent le plafond des nuages gris acier et encore chargés d'humidité. C'est magnifique. La vie reprend petit à petit. Au petit Rosa bonheur, la chance !

En ce début de printemps 2021, nous avons à nouveau le droit de sortir mais pas après 19 heures. Alors les soirées deviennent des après-midis, les dîners des goûters. J'ai rendez-vous au *Rosa Bonheur sur Seine* avec de nouveaux amis. Les quartiers populaires de la capitale ne m'ayant pas réussi ces derniers temps, je me risque rive gauche. Le *Rosa Bonheur sur Seine* est une péniche amarrée dans les quartiers chics de la capitale mais dont, crise sanitaire oblige, la piste de danse et les ponts ne sont plus accessibles. Il reste en face, sur les quais, à peu près abrité des ondées printanières et des giboulées, un espace réservé aux irréductibles Parisiens qui veulent sortir « quoi qu'il en coûte ». Masqués et assignés sur des bancs en bois, nous n'avons pas le droit de nous lever, sauf pour aller commander à boire et à manger, au compte-goutte. Des gardes-chiourme, les salariés essentiels, veillent au strict respect des règles sanitaires. Les prix sont prohibitifs et la qualité des vins plus que moyenne. En revanche les pizzas cuites au feu de bois sont très bonnes et à défaut de grives on mange des merles. Sans possibilité de danser, il ne nous reste qu'une seule chose à faire : bavarder, discuter, parler du seul sujet qui intéresse tout le monde actuellement : du COVID, des vaccins, du virus, du confinement. Le virus est encore dans tous les esprits. J'avoue que cela m'arrange parce que j'ai toujours plein de choses à dire à ce sujet. Au moins je peux essayer de rectifier les inexactitudes et les fausses nouvelles qui continuent à pulluler sur le virus et l'efficacité ou pas des masques et des mesures sanitaires.

En ce moment, tout le monde se demande s'il faut se faire vacciner, et quand et comment cela fonctionnera, et qui sera appelé en premier. Depuis janvier, la campagne patine mais, après quelques semaines, le rythme s'accélère et la population éligible s'élargit enfin. J'ai l'impression que la lumière au bout du tunnel est enfin visible et que bientôt nous ne serons plus cantonnés sur nos bancs de bois en plein air pour éviter les contaminations mais que nous pourrons reprendre une vie quasiment normale avec des vraies interactions humaines sans masques, sans distances de sécurité. Je pousse tous les gens que je vois à se faire vacciner le plus vite possible (quand leur état de santé l'autorise, bien sûr). N'étant pas praticien, je les redirige éventuellement vers leurs médecins traitants car je ne pratique pas l'art de la médecine de façon sauvage et illégale, mais la vaccination est bien notre seule voie vers le salut. Justement quelques semaines plus tard, c'est à mon tour d'y passer.

Le premier jour de l'été 2021, dans les sous-sols du Stade de France, je suis assis sur une chaise pliante avec toutes les personnes qui viennent de se faire vacciner et qui attendent le précieux sésame : leur certificat de vaccination. Un médecin régulateur qui joue le rôle de maître de cérémonie énumère les dernières consignes de sécurité : « Si vous sentez le moindre signe d'effet secondaire, appelez-nous ! Nous viendrons vous sauver », et fait un peu d'humour. « Merci de récupérer le certificat qui porte bien votre nom et pas celui de votre voisin ou voisine. » Notre MC égrène ensuite les noms des personnes vaccinées. Des patronymes à consonances bretonne, du midi de la France, espagnols, chinois, allemands ou alsaciens, hongrois, arabes, africains, japonais, polonais, portugais, indiens, anglo-saxons, italiens. Les gens se lèvent les uns après les autres à l'appel de leur nom et j'en ai presque les larmes aux yeux. Les habitants de Saint-Denis, de toutes les races, toutes les religions, toutes les couches sociales, toutes les couleurs de peau, tous les genres, sont réunis, sans haine, dans le calme, en silence et dans le recueillement de la communion sanitaire. Tous unis par notre système immunitaire ! En fond sonore, la musique de Mozart est distillée en sourdine par les haut-parleurs. Moi, je chantonne doucement la chanson des Bérurier Noir, *Salut à toi*, qui me semblerait tout à fait appropriée. J'aurais tellement voulu pouvoir conclure l'épisode du COVID sur cette note d'optimisme et de fraternité, mais l'émergence de nouveaux variants du SARS-CoV-2 dérivés d'Omicron et encore plus infectieux, et l'insondable profondeur de la bêtise humaine, m'en empêchent.

Avec les beaux jours qui rallongent et le taux de vaccination de la population qui augmente, les restrictions disparaissent progressivement et lorsque je rejoins mes nouveaux amis des bords de Seine, nous sommes maintenant autorisés à réintégrer la péniche du *Rosa Bonheur*, et même pour les personnes vaccinées à aller nous déhancher à nouveau sur la piste de danse sur des musiques entraînantes des années 80. Pendant que je me trémousse, une très jolie femme blonde aux yeux d'un bleu profond en profite pour m'aborder sous prétexte qu'elle adore les chercheurs et en particulier, elle est passionnée par toute cette histoire du COVID. Je me dis que c'est peut-être ma chance ; une bonne occasion de tourner la page et d'oublier le fiasco avec Joséphine et Sadio. Nous voilà enlacés sur la piste de danse, nos corps se rapprochent de plus en plus, je sens son regard sur moi, son souffle chaud dans mon cou, son sourire enjôleur commencent à faire leur effet sur moi, je suis près de l'embrasser, là sur la piste de danse, comme avant les masques, comme avant la pandémie, quand tout à coup elle se met à susurrer à mon oreille : « Je voulais absolument me rapprocher de toi parce que j'ai entendu dire que tu travailles sur le COVID. Je voulais avoir ton avis sur le cas d'une de mes amies qui a déclenché un cancer foudroyant depuis qu'elle s'est fait vacciner contre le COVID-19. Ça prouve l'existence du "complot" mondial dont certains parlent et visant à nous exterminer tous, n'est-ce pas ? Et les autorités sanitaires qui n'osent rien dire ou rien faire pour empêcher ça ! » Autant la chaleur de son corps qui se transmettait au mien m'avait attiré sexuellement et inexorablement vers elle, autant ses paroles me glacent instantanément et me repoussent violemment. Je tends les bras et nos deux corps se séparent tels deux aimants se faisant face par le même pôle. C'en est fini de ma libido, je bredouille quelques mots d'excuses et je m'enfuis le plus rapidement et le plus loin possible de cette péniche.

Quelques semaines plus tard, j'avais rendez-vous avec une autre femme connue via un site de rencontres et qui avait insisté pour que l'on se voie, prétextant qu'elle aussi adorait les chercheurs et qu'elle voulait me convaincre du terrible complot dont j'étais à mon insu une victime innocente. Elle tenait tellement à cette rencontre que, bien que n'ayant pas de certificat de vaccination à jour sur l'application « tous anti-COVID » et pour que nous ne soyons pas obligés de nous retrouver entre les rayons yaourts et légumes frais d'une quelconque grande surface, elle avait absolument tenu à réaliser des tests antigéniques afin que nous puissions nous retrouver sur une terrasse de la butte Montmartre non loin de la rue des Deux-Frères et qui offre une assez jolie vue sur les toits d'une bonne partie de la capitale. La curiosité aidant et attiré par tant d'empressement, j'acceptai car il était rare qu'une femme fasse tant d'efforts pour me rencontrer. Je m'étais dit que j'avais un peu de temps à perdre mais plus honnêtement, je dois admettre que c'est moi que l'on appâte facilement avec le mot « COVID » et non l'inverse. Pendant une heure, ce fut un échange de sourds entre elle qui s'évertuait à m'inonder avec des arguments politiques et moi qui n'avais que mes connaissances scientifiques à lui opposer. Malheureusement, cette femme au demeurant plutôt agréable et sympathique n'en démordait pas, effrayée de revivre ses années d'enfance, passées en Bulgarie sous le régime dictatorial soviétique et qui soi-disant risquaient de se reproduire en France du fait, selon elle, de « la dérive autoritaire » dont l'instauration du « pass » sanitaire par le gouvernement et par Emmanuel Macron était le signe avant-coureur. Mais de sa part, c'était oublier un peu tôt que ce « pass » avait été justement instauré afin de permettre aux personnes vaccinées de reprendre une vie normale sans attendre que les antivax et les complotistes changent d'avis et se rendent à la raison. On aurait pu patienter longtemps. C'était oublier un peu vite aussi que les non-vaccinés volontaires prenaient non seulement un risque pour eux-mêmes (soit) mais aussi et surtout pour le reste de la population, les plus faibles, ceux avec des maladies graves, les personnes âgées et/ou immunodéprimées. Toutes ces personnes qui n'attendaient qu'une chose : que la propagation du virus soit suffisamment ralentie, grâce à la fameuse immunité collective portée par les taux d'anticorps de l'ensemble des personnes vaccinées, pour qu'enfin sortir de chez eux ne représente pas un risque fort de les emmener directement à l'hôpital.

Comme argument massue, elle avait extrait précipitamment de son sac à main et jeté vivement sur la table un petit livret édifiant intitulé : *La guerre des virus : SIDA et EBOLA. Naturel* (sans « s »), a*ccident* (sans « s ») *ou intentionel ?* (avec un seul « n » et sans « s »). Elle s'était ensuite levée assez en colère et m'avait balancé d'un air un peu condescendant qu'il fallait que je m'instruise, que je ferais mieux de lire ce fascicule, que le complot mondial des élites contre la population ne datait pas d'hier et que le COVID n'en était que la dernière émanation. Ce document édité probablement en 1996 (la date de parution exacte ne figure pas sur la couverture) par les éphémères éditions Félix, qui n'ont existé qu'entre 1995 et 1997, avait pour but d'annoncer la sortie du livre éponyme du Dr Léonard G. Horowitz. Je ne sais pas si ce livre a finalement été traduit et édité en France, mais la simple lecture de la brochure qui le décrit est stupéfiante et son contenu mériterait d'être intégralement reproduit ici pour illustrer l'intemporalité de la manipulation qui veut se faire passer pour ce qu'elle n'est pas : une défense du peuple contre l'oppression. La profession de foi de l'éditeur annonce déjà fièrement la couleur : « Les Editions Félix ne présentent que des livres et des informations qui sortent de l'ordinaire. » « Nous nous adressons à tous ceux qui veulent se faire une idée précise de ce qui se trame dans les coulisses du pouvoir. » « Ce livre peut vous conduire à envisager l'éxigeance *(sic)* d'une manière radicalement différente. » J'imagine que par « exigence » ils voulaient dire « existence ». La mécanique de la manipulation est toujours la même, si cette information unique vous parvient, c'est que vous la méritez, vous êtes des êtres à part (supérieurs ?), car seul vous, pouvez entendre cette parole dérangeante. Comme toujours, les complotistes ont des informations exclusives, que personne d'autre ne connaît. C'est le syndrome de la révélation, comme dans le cas du professeur Raoult qui aurait eu des « données uniques » et qu'il avait eu l'amabilité de porter à notre connaissance, pauvres mortels que nous sommes. La théorie avancée dans le livre annoncé à l'époque au prix de 247 francs plus 38 F de port pour 563 pages est très classique. Comme ce qui a été émis à de multiples reprises lors de la pandémie de COVID-19, selon les auteurs de ce livret, le VIH a été créé par l'homme pour nous éradiquer, pour lutter contre la surpopulation, les élites veulent nous éliminer. Et quelles élites ! Dans cette brochure, il s'agit de rien de moins que des nazis, qui contrairement à ce que l'on croit parfois sont toujours en action. Avec force citations détournées, phrases alambiqués et schémas pseudo-scientifiques, le Dr Horowitz prétend nous expliquer que dans les années 70, en se basant sur des expériences réalisées par l'armée américaine et commanditées par Henry Kissinger, en accord avec le président Nixon et sous l'égide de l'OMS, le Pr Gallo aux USA et le Pr Luc Montagnier en France avaient été mandatés pour « fabriquer » le virus du SIDA. Tout ça dans le but de créer un nouvel ordre mondial ! Bla, bla, bla… Bien sûr, la CIA en Afrique, l'OTAN, la NASA étaient également impliquées dans ce plan machiavélique. J'apprends (je cite encore) qu'« en 1975, un accord secret est conclu entre le président Mobutu, l'OTAN et l'OTRAG (Orbital Transport und Raketen Aktiengesellschaft) » (sous-entendu les nazis). Le soi-disant contrat conférait à ce prétendument fameux OTRAG « des droits de souveraineté sur un territoire habité par 760 000 individus, non loin de la région où Ebola est apparu et qui est appelé aujourd'hui "l'autoroute du SIDA" (au Zaïre[1]) ». Il ne manque que Goebbels et Werner von Braun dans cette histoire. Toujours selon ce fascicule et les dires du Dr Horowitz, bien que l'armée américaine ait démenti le fait que le virus du SIDA ait pu être développé à sa demande et ait prétendu qu'il s'agissait purement et simplement de propagande communiste, ces informations étaient corroborées par la presse soviétique. Ce qui serait censé, d'après l'auteur, être une preuve définitive, mais de quoi en fait ? Ce petit livret constitue peut-être un témoignage historique de la désinformation au XXe siècle avant l'émergence des réseaux sociaux. Si cela se trouve, ce fascicule est la trace d'une réelle tentative des services secrets soviétiques pour déstabiliser le monde occidental à un moment où les traitements contre le SIDA n'avaient pas encore été mis sur le marché. Y avait-il un lien entre les éditions Félix et le KGB ? Mais alors la femme en tailleur BCBG qui avait partagé avec moi un verre de pouilly-fumé et quelques amandes grillées sur cette terrasse de la butte Montmartre était-elle, elle-même, un agent du FSB qui aurait essayé de me retourner ? Peut-être. Ça serait vertigineux ! Mais bon, je commence à délirer moi-même. Les affabulations les plus incroyables ont tendance à se nourrir d'elles-mêmes et à se propager de cerveau en cerveau. On se demande bien pourquoi moi qui ne suis rien, quelqu'un aurait-il essayé de me « retourner ». Mais qui sait ? Je l'ignore et cela n'a pas d'importance. Ce qui en a en revanche c'est qu'à quarante ans de distance, si on remplace les mots « SIDA » par « COVID-19 » et « nazis » par « Chinois », ce sont les mêmes pseudo-polémiques qui ont fleuri et ont été colportées sur les plateaux télé et les réseaux sociaux depuis 2020.

Essayer de convaincre les complotistes, et les antivax, avec des arguments scientifiques est illusoire, mais combattre la propagation de leurs thèses est indispensable. Cela ne veut pas pour autant dire que la

---

1 Note de l'auteur.

parole politique et médicale officielle n'appelle aucune critique. On peut s'amuser à pousser plus loin la comparaison entre SIDA et COVID, si l'on prend la période qui s'étend du début des années 80, c'est-à-dire au moment où l'on identifie le virus du SIDA, jusqu'à la mise en place des trithérapies. Malgré la formidable avancée médicale représentée par la mise sur le marché, en moins d'une génération, de molécules antivirales efficaces contre le VIH qui permettent aux personnes atteintes du SIDA de ne plus mourir dans les deux ans dans d'atroces souffrances comme c'était le cas au début des années 80, les scientifiques et médecins de l'époque eux aussi n'étaient pas exempts de reproches. Il suffit d'évoquer le scandale du sang contaminé, ou alors les errements scientifiques autour de la cyclosporine promue par l'équipe du Pr Even et de Jean-Marie Andrieux comme « LE » remède contre le SIDA pour s'en convaincre. L'annonce prématurée en octobre 1985, soutenue par Georgina Dufoix, la ministre de la Santé de l'époque, du succès d'un essai clinique sauvage réalisé en dehors des règles éthiques élémentaires, avait conduit à l'impasse scientifique et médicale et à la déception des malades[2, 3]. A trente-cinq ans d'intervalle, les mêmes erreurs, le recrutement de patients sans l'obtention de leur consentement éclairé, l'ego surdimensionné d'un chercheur qui se prend pour un démiurge, et l'emballement médiatique ont conduit au même désastre, amplifié par les réseaux sociaux, que celui de la prétendue efficacité contre le COVID-19 de la chloroquine. Il semble que l'homme soit incorrigible et que l'histoire ne cesse de se répéter. Pourtant si l'on prend un peu de recul on se rend compte qu'en termes de santé publique, le confinement entre mars et juin 2020, malgré la souffrance principalement psychologique qu'il a infligée à la population, a sauvé de nombreuses vies et a été un bien moindre mal comparé aux personnes hémophiles qui ont été

---

2 https://www.pourquoidocteur.fr/Articles/Question-d-actu/12023-Sida-et-ciclosporine-les-etranges-methodes-du-Pr-Even

3 https://www.radiofrance.fr/franceinter/quand-la-ciclosporine-etait-presentee-comme-un-remede-miracle-contre-le-sida-en-1985-8427800

infectées par le VIH et qui en sont mortes suite à la transfusion de poches de sang contaminées dans les années 80. De plus, si l'on compare le temps (deux ans environ) qu'il a fallu pour mettre en place des vaccins à ARN messager contre le COVID-19 et à les rendre disponibles pour une grande partie de la population mondiale et qui ont permis de revenir plus ou moins à la vie normale, par rapport aux douze années environ qui ont été nécessaires pour découvrir et prouver l'efficacité et autoriser la commercialisation des antirétroviraux contre le SIDA, au moins dans les pays industrialisés, on peut dire, malgré toutes les erreurs qui ont été commises et les imperfections humaines, que la pandémie de COVID-19 a été mieux gérée que celle du SIDA. Mais on aurait pu, et on aurait dû faire mieux encore. Néanmoins en cette fin d'été 2021, l'optimisme est de rigueur et malgré tous les mensonges, il semble bien que lentement mais sûrement, la science se fraye un chemin vers un consensus de vérité.

Troisième partie

XXII

Station Ourcq.

Incroyable ! Je ne sais pas depuis combien de temps elle est là, elle a dû monter dans le métro à la station précédente pendant que je feuilletais les pages de mon livre de vulgarisation scientifique. Toujours est-il que je me retrouve quasiment nez à nez avec elle. Je l'ai bien reconnue malgré son masque sur le visage. Elle est assise à seulement quelques mètres de moi. Quelle coïncidence ! C'est bien la seule a encore en porter un, à part l'autre fou qui déblatérait son discours incohérent il y a à peine une dizaine de stations, je suis presque face à face avec la célèbre épidémiologiste Dominique Costagliola. C'est effarant ! Après avoir côtoyé le summum dans le genre complotiste, je suis en présence de la rationalité scientifique incarnée. Moi, je la reconnais, bien évidemment, mais elle pas du tout. Pourtant je sais qui elle est non seulement parce qu'elle est passée de nombreuses fois à la télé pendant la crise du COVID, mais aussi parce que je lui ai parlé directement pendant une conférence à l'Institut Pasteur sur le sujet. Je voudrais l'interpeller à nouveau, lui dire que finalement on avait raison et que notre étude à laquelle personne ne croyait est pourtant un succès. Mais à quoi bon ? A quoi ça servirait maintenant, à part remuer le couteau dans la plaie ? Manifestement pour elle, comme pour moi et comme pour tous les antivax, elle n'a pas l'air d'avoir vraiment tourné la page de la pandémie. Alors pourquoi l'embêter encore plus ?

Montaigne avait eu l'amabilité de nous prévenir : « Je ne crois pas que la science est mère de toute vertu, et que tout vice est produit par l'ignorance. » J'aurais dû réfléchir plus tôt à ces quelques phrases, cela m'aurait évité bien des déceptions et des désagréments dans ma vie de chercheur et dans ma vie tout court, à vrai dire. Moi, aveugle et stupide qui comme un papillon de nuit se brûle à la lumière des flambeaux, j'ai cru (je crois encore !) à la pureté des idées scientifiques. Comme le philosophe, j'étais et je reste persuadé que

« C'est à la vérité une très utile et grande partie que la science. Ceux qui la méprisent témoignent assez leur bêtise… » Mais je croyais bêtement que par conséquent la voix de la raison et de la science ne pouvait être portée que par des êtres merveilleux d'abnégation, de désintéressement, d'humilité. Moi, ignorant et stupide, je me suis brûlé les ailes aussi. Je me suis comporté un peu comme un prêtre de campagne, perdu, isolé dans sa paroisse, qui espère qu'il peut servir malgré ses lacunes la parole divine (dans mon cas, l'idéal scientifique) tout en faisant preuve d'une aveugle confiance dans tous les membres du haut clergé et dans le pape, qui ne peuvent être que l'incarnation de Dieu lui-même, et que ses représentants sur terre sont vraiment tous des saints. Bref, la science était un idéal religieux, une philosophie qui ne peut pas être entachée par notre humanité. Qu'à l'inverse des médecins, dont les compétences et la pratique sont purement humaines et matérielles, seuls les scientifiques ont le recul, la distance, la clarté et la hauteur d'esprit suffisants pour sauver le monde et éclairer d'un regard neuf la crise du COVID… C'était avant de retourner sur les lieux où j'avais passé ma thèse, de retrouver des vrais chercheurs de chair et de sang. Ceux que je n'avais plus côtoyés depuis de nombreuses années et que j'avais déjà essayé de fuir d'une certaine manière. Mais on oublie vite. Me revoilà revenu au point de départ, dans l'un des hauts lieux de la recherche académique.

Du 29 septembre au 1er octobre 2021 se tient un fabuleux congrès à l'Institut Pasteur. Ils seront tous là ! Tous les spécialistes du COVID, tous ceux que l'on a pu voir et écouter à la télé pendant cette crise. Tous les médecins et les épidémiologistes qui ont expliqué les tendances haussières et baissières des courbes des contaminations, les mécanismes virologiques et immunologiques. Ceux qui ont décrypté pour nous les secrets des services de réanimation, l'utilisation des ventilateurs et des respirateurs, nous ont ouvert les portes de leurs services d'habitude à l'abri des regards indiscrets des caméras. Nous ont expliqué pourquoi nous manquions de personnels hospitaliers. Qu'à cause de la politique de la tarification à l'acte les infirmières étaient au bord de l'abandon et que pourtant cela faisait des années qu'ils avaient alerté les gouvernements successifs sur l'état désastreux de l'hôpital public et de la recherche. En ce début d'automne 2021, alors que la pandémie semble au moins temporairement sous contrôle, les chercheurs les plus pointus, de France et d'ailleurs, vont se rassembler, sous le haut patronage du président de la République. Il était temps qu'il s'intéresse à la vraie science plutôt que d'aller se compromettre avec les magouilleurs de données de l'IHU de Marseille. Madame la ministre Vidal sera là, Olivier Véran a enregistré un message vidéo pour nous. Le professeur Yazdan Yazdanpanah, responsable de la commission scientifique de l'ANRS-Maladies infectieuses émergentes (ARNS-MIE) qui évalue les projets scientifiques pour lutter contre le COVID-19 sera là. Arnaud Fontanet sera là, Dominique Costagliola, l'épidémiologiste et biostatisticienne, sera là. Pierre Sonigo, le virologiste, sera là, le Pr Delfraissy fera une apparition. Et tant d'autres. Et même moi, je serai là. Oh ! En tant que simple spectateur. Je n'ai pas le droit à la parole, j'y vais pour écouter et pour tenter de rentrer en contact avec certains de ces éminents spécialistes uniquement pour promouvoir notre essai clinique.

Au cas où, je me permets de vous administrer une petite piqûre de rappel : une étude clinique implique la personne humaine et correspond donc à l'étape où l'on teste un médicament ou une procédure ou un dispositif médical chez des personnes qui pourraient éventuellement bénéficier d'un nouveau traitement expérimental pas encore commercialisé. Pour avoir lieu, un essai clinique nécessite une autorisation de la part de l'ANSM et d'un comité d'éthique. A l'inverse, le terme préclinique caractérise des études scientifiques qui sont réalisées *in vitro* sur des cellules en culture et/ou *in vivo* chez l'animal.

Ceci rappelé, nous avons lancé en mars 2020 un essai clinique pour tester notre molécule thérapeutique chez des patients hospitalisés à cause du COVID-19. Malheureusement, personne ne s'intéresse à nos travaux, personne ne nous connaît, personne ne parle de nous, pourtant nous avons une bonne raison d'avoir initié cet essai clinique. Nous avons des résultats précliniques intéressants qui ont été obtenus dans un modèle animal reconnu, qui permet de vérifier l'efficacité des médicaments contre le COVID. Nous avons testé notre molécule chez des hamsters syriens, qui peuvent être infectés par le SARS-CoV-2 qui cause le COVID-19 parce qu'ils expriment naturellement une version de la molécule ACE2, le récepteur du virus qui est très similaire à la molécule ACE2 humaine. Nos résultats précliniques montrent que notre traitement, sans pourtant réduire la charge virale, restaure la fonction respiratoire de ces animaux qui est altérée par l'infection par le virus. Cette observation est en accord avec mon hypothèse selon laquelle chez l'homme, la mortalité due au COVID n'est pas liée directement avec la quantité de virus que l'on retrouve chez les personnes infectées par le SARS-CoV-2. Etant donné que les patients hospitalisés à cause du COVID ont une détresse respiratoire importante, notre traitement est intéressant parce qu'il semble améliorer la capacité respiratoire des patients. Par conséquent, il pourrait potentiellement les aider à guérir du COVID. C'est ce que nous testons actuellement dans notre essai clinique, mais dont personne ne parle malheureusement. Tous les cliniciens ne jurent que par les antiviraux et les anti-inflammatoires. Notre traitement ne faisant pas partie de ces deux classes de médicaments, il n'intéresse pas grand monde malgré nos bons résultats précliniques. Ma mission lors de ce congrès consiste donc à faire parler de nous, à contacter des médecins présents lors du séminaire, pour qu'ils réalisent que nous avons peut-être un traitement efficace et qu'il serait utile de nous soutenir enfin.

Le mercredi soir, c'est juste l'introduction du congrès qui doit normalement être prononcée par madame Vidal, notre ministre de tutelle. Je m'attends à ce qu'il y ait foule pour venir l'écouter, pour connaître les grandes orientations de la recherche. Pourtant il n'y a pas grand monde dans l'énorme salle en sous-sol de ce qui, à l'époque où je faisais ma thèse, était la bibliothèque de l'Institut Pasteur. De manière assez amusante mais pas si surprenante puisqu'il est maintenant directeur du département d'immunologie, je croise Philippe, qui faisait partie de l'immuno-gang quand nous faisions nos études ensemble. Je le hèle dans les travées encore presque vides de la salle de conférence, mais il ne me reconnaît pas. Ha ! oui évidemment, je porte mon masque anti-COVID. Je le baisse et enfin il percute. Après quelques échanges sur le bon vieux temps, Philippe s'éclipse poliment en esquissant un sourire que je devine derrière son propre masque. Il va rejoindre les autres « pasteuriens », le directeur de l'Institut, les chercheurs en vue du moment. Je reste assis quasiment tout seul dans cette grande salle à la lumière tamisée. La salle de conférence est prévue pour accueillir au moins trois cents personnes en temps normal avec deux écrans géants et des pupitres de chaque côté et des micros dans les rangées, pour que les chercheurs puissent intervenir et prennent la parole si un sujet brûlant surgit. Mais ce soir elle reste désespérément vide. A cause des restrictions sanitaires, les gens ont préféré ne pas se déplacer et ont choisi de suivre les débats par visioconférence. Il n'y a que moi pour croire que tout le monde allait se précipiter pour avoir des discussions scientifiques endiablées, surtout avec toutes les polémiques qui ont émaillé cette crise du COVID, l'hydroxychloroquine, les vaccins, les traitements, il y en a des thèmes à aborder. Pourtant les gens sont restés chez eux. Même la ministre a finalement décidé de se faire excuser et a envoyé une de ses adjointes à sa place. Je ne me rappelle pas du discours de cette dame. C'était peut-être une personne très bien et compétente, mais l'histoire (mon histoire) n'a pas retenu son nom. Je suis juste déçu. Ça commence bien, ce congrès. J'étais excité à l'idée de communiquer avec de grands esprits cartésiens, mais à part moi, manifestement personne n'est très enthousiaste. J'espère que la journée du lendemain sera moins calamiteuse.

Las ! Le matin suivant, je suis assis sagement en compagnie de notre nouveau directeur médical néerlandais, qui ne parle pas un mot de français et qui doit encore prendre ses marques, au milieu de la grande salle presque aussi vide que la veille. C'est tellement décevant. Les scientifiques viennent, les uns après les autres, faire leur présentation PowerPoint et ne restent pas après. Ils retournent dans leur laboratoire sans prêter vraiment attention aux présentations des autres. En plus, la plupart des informations présentées ce jour ont déjà été publiées, ce qui constitue une frustration supplémentaire. Je pensais qu'il y aurait des scoops, des nouvelles inédites et renversantes, mais non, rien que du connu. Le débat aurait peut-être permis d'enfanter de nouvelles idées. C'est normalement le but de ce genre de congrès. C'est souvent dans ces moments informels de partage d'informations et de discussions à bâtons rompus entre deux présentations que les idées surgissent, que les collaborations entre laboratoires s'établissent. Mais ce n'est pas le cas ici malheureusement J'en suis pour mes frais. Bien sûr, les présentations sont de haute volée : sur la mobilité des spicules sur les virions, sur la capacité de tel ou tel vaccin à inhiber l'infection de cellules respiratoires par tel ou tel variant du COVID. Tout ça est bien beau mais reste quand même très fondamental et même s'il en résultera des articles scientifiques publiés dans les plus grandes revues comme *Science* ou *Nature* ou leurs dérivés, au moment où nous en sommes de la pandémie, je ne suis pas sûr que cela fasse beaucoup de différence pour les patients et que cela influe réellement sur la prise en charge des malades ou sur les politiques de santé publique. Non, ce qui peut vraiment faire la différence maintenant, ce sont les résultats des essais cliniques qui ont été initiés au tout début de la pandémie.

Après une attente trop longue, enfin le grand moment que j'attendais : la session clinique commence. Tout de suite on rentre dans le vif du sujet avec la présentation des résultats de Discovery, un grand essai clinique français mis sur pied devant l'urgence de la pandémie par l'INSERM et piloté depuis l'hôpital de la Croix-Rousse à Lyon par le Pr Bruno Lina et la Pr Florence Ader pour évaluer l'efficacité des antiviraux dans le COVID-19. Graphique après graphique, figure après figure, celle-ci présente les résultats négatifs de toutes les molécules antivirales qui ont été évaluées dans cet essai. La chloroquine, qui avait été rajoutée au dernier moment à la liste des médicaments testés à la suite des récriminations du Pr Raoult : aucun effet bénéfique ; l'association Lopinavir et Ritonavir… aucun effet bénéfique ; le Remdésivir de Gilead ? Aucun effet bénéfique. Au bout d'un moment, je n'en peux plus, je trépigne d'impatience sur ma chaise. C'est insupportable d'entendre cette litanie de résultats négatifs. Quand on a lu, comme moi, l'étude du Pr To à Hong-Kong, tous ces échecs étaient tellement prévisibles. Je ne sais pas si Florence Ader est une lointaine descendante de Clément mais elle, c'est sûr, elle n'a jamais décollé. Est-ce que ces gens s'arrêtent à un moment de travailler sans réfléchir et se posent parfois des questions sur le bien-fondé de ce qu'ils font et de leurs hypothèses de départ ? Après l'exposé vient le quart d'heure des questions/réponses. Je saute littéralement de mon siège, et je me colle directement au micro le plus proche. Je m'étais juré que je ne devais surtout pas prendre la parole, mais c'est plus fort que moi. Certains on la phobie de la prise de parole, pas moi ! Moi, c'est la phobie automobile, comme d'autres ont la phobie administrative. Mon cœur bat la chamade à chaque fois que je m'exprime en public, mais au fond de moi j'aime cette excitation et j'ai toujours aimé énoncer mon point de vue, poser des questions. Je veux comprendre, je veux savoir. C'est pour ça que je fais de la recherche. Là, c'est vraiment trop important, il faut que j'intervienne, que je dise ce que j'ai sur le cœur, ce qui bouillonne en moi. Il faut qu'ils comprennent leur erreur.

Je me lance dans mon laïus habituel : la charge virale n'est pas liée à la mortalité, les molécules antivirales ne peuvent pas avoir d'effet, etc., une autre approche est possible en ciblant le système rénine angiotensine… Florence Ader me regarde mi-interloquée mi-goguenarde et me demande dans quel institut je travaille. Je donne le nom de la boîte privée qui m'emploie et elle rigole à moitié en me lâchant une réponse évasive. Pour elle, il n'y a que dans les laboratoires institutionnels que l'on est capable de faire de la vraie recherche. Evidemment, elle pense que mon discours n'a pour but que de fourguer notre soi-disant camelote. Alors qu'au contraire, j'essaie de faire en sorte qu'ils arrêtent de chercher en vain la molécule antivirale miracle parce que c'est simplement une impasse. Je ne suis pas un commercial, je suis un chercheur, mais c'est inutile, mon discours est apparemment inaudible, et je retourne m'asseoir dépité sur mon siège dans la grande salle à moitié vide. Dernière lueur d'espoir, c'est au tour de Peter Horby, le coordinateur de l'essai Recovery, de prendre le micro, au moins virtuellement car il fera sa présentation en visioconférence de chez lui en Angleterre. L'essai clinique Recovery a été mené dans tous les hôpitaux du Royaume-Uni et a permis, avec ses plus de quatre mille patients, de définitivement montrer que l'hydroxychloroquine était inefficace et surtout que les corticostéroïdes permettaient de réduire de 30 % la mortalité des patients hospitalisés dans un état grave dû au COVID-19 [1]. A cet instant, les corticostéroïdes et en particulier la dexaméthasone sont le seul traitement au monde dont l'effet bénéfique sur la mortalité liée au COVID a été prouvé. Alors au moment où il va prendre la parole, Peter Horby est un peu mon idole. Tout de suite, il rebondit sur mon intervention et me donne tort en prétendant que contrairement à ce que j'ai dit, les antiviraux sont efficaces ; et de citer l'exemple de la dexaméthasone justement. Mais ce n'est pas un antiviral ! C'est un anti-inflammatoire. Je n'ai jamais prétendu que les anti-inflammatoires ne marchaient pas. Les mots ont un sens et une molécule antivirale et un anti-inflammatoire, s'ils n'ont pas la même appellation, c'est justement parce qu'ils ne fonctionnent pas de la même manière. Je suis effaré. C'est un cauchemar ou bien une blague de mauvais goût. Des deux côtés de la Manche, les médecins ne comprennent rien aux termes scientifiques, ne connaissent pas les modes d'action des molécules qu'ils testent sur les patients qu'ils essaient pourtant de bonne foi de sauver. Ils sont aveugles et marchent à tâtons, sans comprendre ce qu'ils font. Et quand on tente d'éclairer un peu leur lanterne ils s'en offusquent. Le Pr Florence Ader est aux anges, le Pr Horby, le ponte mondial de la recherche sur le COVID, vient de me claquer le bec en public, et par ricochet de lui donner raison. Elle pourra continuer à tester toutes les molécules antivirales disponibles dans la pharmacopée sans avoir à se remettre en question mais sans espoir de réussite non plus. La messe est dite « Urbi et

---

1 https://www.nejm.org/doi/full/10.1056/NEJMoa2021436

Horby », et je n'ai plus qu'à la mettre en veilleuse. Comme la conférence a été filmée, ma déculotté perdurera dans le temps, au moins celui pendant lequel la vidéo sera disponible en ligne. Mais en même temps, peut-être qu'un jour cela constituera la preuve que je me suis battu pour mes idées et que bien que je n'aie, hélas, pas réussi à convaincre mes confrères, comme Galilée j'avais raison contre l'avis des autres.

Il me reste encore une chose à exécuter pourtant, peut-être une dernière chance de faire pencher la balance : aller parler aux décideurs les uns après les autres. Les entreprendre en tête-à-tête individuellement. J'attends en fumant cigarette sur cigarette dans la courette qui jouxte le petit salon ou sont disposés les rafraîchissements et les mignardises qui servent d'encas aux scientifiques et autres personnalités qui sortent de la salle de conférence pour prendre l'air ou discuter entre eux. Comment les aborder ? Je leur suis inconnu et il faut montrer patte blanche, courber un peu l'échine et faire preuve d'humilité extasiée devant les génies qui s'agglutinent autour des tables du buffet. Voilà ma chance ! S'avance d'un pas altier, en arborant un grand sourire, Dominique Costagliola, petite bonne femme à l'allure énergique et décidée, elle a l'air manifestement très contente et je profite de cet état d'esprit et du fait qu'elle ne soit pas encore en pleine discussion avec ses collègues pour prendre mon courage à deux mains et pour l'aborder à brûle-pourpoint.

« Madame Costagliola ! Bonjour ! Puis-je vous parler quelques instants ? Juste quelques minutes, promis je ne serai pas long. Je voulais d'abord vous dire que j'ai toujours apprécié vos prises de parole à la télé où vous avez toujours été très claire et didactique et la pédagogie dont vous avez fait preuve envers le public a été rafraîchissante alors qu'elle a souvent été absente du discours d'autres experts sur les plateaux télé.
Elle sourit en s'excusant presque :
— Oh ! Vous savez…

— Si, si, je vous assure… (même si j'en fais trop, un peu de flatterie ne fait pas de mal. Surtout qu'en réalité c'est à peu près ce que je pense d'elle), et c'est justement la raison pour laquelle je voulais absolument vous parler de notre essai clinique. Nous avons des résultats précliniques, des expériences chez le hamster qui sont très prometteurs, mais malheureusement nous cherchons un soutien financier et institutionnel, mais personne ne semble intéressé. Je ne sais pas vers qui nous devrions nous tourner. Est-ce que vous pouvez nous aider ? Notre molécule cible le système rénine-angiotensine, vous connaissez ? Ce n'est pas un antiviral mais comme vous le savez, les antiviraux comme le Remdésivir, la chloroquine ne marchent pas et aucun antiviral ne peut être efficace parce que…
A ce moment elle me coupe avec l'air un peu étonné :
— Mais vous ne connaissez pas les derniers résultats du Molnupiravir ? Ils ont été publiés ce matin ! C'est justement pour cette raison que je suis là. Je voulais en parler à Arnaud Fontanet, là-bas… dit-elle en pointant un doigt vers un petit groupe affairé près de la machine à café.
Je suis sous le choc.
— Des résultats ? Quels résultats ?
— Vous ne connaissez pas le Molnupiravir de Merck ?
— Si, si mais…
— Eh ben ça y est ! Quand on donne le Molnupiravir qui est un antiviral, je vous le rappelle à tout hasard, eh bien si on le donne très tôt aux personnes qui ont les premiers symptômes dès qu'ils ont un test positif au COVID… hop ! vous prenez le Molnupiravir chez vous, à la maison et vous êtes sûr à 99 % que vous n'irez pas à l'hôpital et que vous ne mourrez pas ! Et ça même si vous avez des facteurs de risques ! Si vous êtes vieux, hypertendu, diabétique et compagnie. Et voilà, la solution est trouvée, c'est formidable non ? Qu'est-ce que vous en dites ?
— Euh… Oui, oui bien sûr c'est formidable, mais… ? Comment… ?
— Ils ont fait un essai clinique chez des personnes à domicile qui n'avaient pas encore eu le COVID et voilà ! Ça marche ! Ils avaient prévu un échantillon de 1 400 personnes mais les résultats sur 700

d'entre eux sont si bons, si convaincants que l'agence du médicament américaine, la FDA, leur a donné une autorisation de mise sur le marché en urgence. Je suis si contente, c'est extraordinaire !
Je suis estomaqué, je me suis complètement trompé, je suis un crétin, le looser ultime ! Je bafouille, je suis paumé, je ne sais plus quoi penser.
— Et… Pour notre essai clinique alors ?
— Ah ! Oui, ben allez voir Yazdan. Yazdan Yazdanpanah, c'est le directeur de l'ANRS-MIE que vous voyez là-bas », dit-elle en me désignant un homme de corpulence et de taille moyennes mais qui est très entouré, manifestement, c'est une personne importante.
« C'est l'ANRS–MIE qui décide en France quels projets sur le COVID sont financés ou pas. C'est lui qu'il faut aller voir. Maintenant, excusez-moi, mais il faut que j'aille annoncer la bonne nouvelle à Arnaud. Au revoir, jeune homme (elle aussi doit user de la flatterie à ses heures perdues).
— Euh… Oui, oui merci, au revoir, merci madame Cost… »
Pfuit ! L'oiseau s'est envolé. Elle est partie.

C'est la queue basse et tout penaud que je m'approche du groupe de Yazdan Yazdanpanah qui pérore, lui aussi l'air très satisfait. Il est entouré d'une cour d'aficionados. Je fais grise mine et je prends mon mal en patience pour pouvoir lui parler. Je me mets en bout de file et j'attends mon tour. Ce n'est que lorsque la sonnerie signifiant que la conférence reprend et que les autres chercheurs ont regagné leurs places que j'arrive à l'intercepter.

« Monsieur Yazdanpanah, excusez-moi…
— Oui ? Que voulez-vous ?
— Vous parler de notre essai clinique. Je travaille chez XXXXXX, et…
— Ah ! Oui je connais, j'en ai entendu parler. Ecoutez, je n'ai pas le temps de discuter avec vous là, il faut que je retourne dans la salle, mais si vous voulez un rendez-vous, vous n'avez qu'à m'envoyer un mail. Vous trouverez facilement l'adresse. Au revoir. »

Et lui aussi s'échappe. Il va donc falloir passer entre les fourches caudines de l'ANRS-MIE. Ce congrès que j'anticipais avec tant d'envie est un vrai désastre, autant professionnel que personnel. C'est la déprime totale. L'annonce de Merck pendant que j'étais en plein congrès à l'Institut Pasteur est tombée au plus mauvais des moments.

Mais quand quelques semaines plus tard, les données complètes des 1 400 patients qui avaient participé à cette étude ont été analysées, les résultats n'ont finalement montré aucun bénéfice du Molnupiravir non plus. Les autorités américaines et britanniques, qui avaient un peu vite délivré leurs autorisations pour la commercialisation de ce médicament dans la lutte contre le COVID, ont alors fait marche arrière. Dans un premier temps l'EMA, l'agence du médicament européenne, avait également autorisé la mise sur le marché du produit, mais en dernier recours, en France, l'agence nationale de sécurité du médicament, l'ANSM, a logiquement refusé d'accorder une autorisation d'accès précoce au Molnupiravir en France[2]. A l'inverse, quelques mois plus tard, le Paxlovid® (constitué d'un mélange de deux antiviraux, le Nirmatrelvir et le Ritonavir)[3], développé par les laboratoires Pfizer selon les mêmes principes que le Molnupiravir, sera commercialisé suite à la démonstration de son efficacité quand il est utilisé dès les premiers jours de l'infection par le COVID. Cependant au moment de l'annonce de son autorisation précoce en France fin janvier 2022[4], la couverture vaccinale apparaît comme étant déjà suffisante pour éviter que les urgences soient saturées par des malades en insuffisance respiratoire. Par conséquent, bien que le Paxlovid® soit une nouvelle arme dans la lutte contre la pandémie, elle arrive trop tard et ne sera que peu prescrite, à part chez

---

2 https://www.has-sante.fr/jcms/p_3304143/fr/lagevrio-molnupiravir-covid-19
3 https://www.has-sante.fr/jcms/p_3310993/fr/traitement-par-paxlovid-des-patients-a-risque-de-forme-grave-de-covid-19
4 https://www.has-sante.fr/jcms/p_3311074/fr/covid-19-acces-precoce-accorde-au-paxlovid-en-traitement-curatif

les personnes non vaccinées ou immunodéprimées à forts risques d'hospitalisation. Ainsi, les antiviraux, qui sont inefficaces pour traiter les malades sévères du COVID-19 en milieu hospitalier, ne sont pas ou peu utilisés en prophylaxie. Dans tous les cas, suite à l'annonce définitive des résultats de l'étude sur le Molnupiravir, fin 2021, la piste des molécules antivirales est donc une nouvelle fois dans l'impasse et il faut développer de nouvelles options thérapeutiques.

XXIII

Station de métro Ourcq. Deux minutes d'arrêt pour régulation du trafic.

« Il faut toujours dire ce que l'on voit ; surtout il faut toujours, ce qui est plus difficile, voir ce que l'on voit. »

Charles Péguy

J'arrête de penser à madame Costagliola. J'ai repris ma lecture du livre *Les maladies émergentes* du Pr Yazdanpanah. En France, on avait tout prévu. En tant que membre de l'OMS, la France, en cas de catastrophe sanitaire mondiale, s'était préparée à mettre en place un « plan pandémique » qui consistait dans le pire des cas à procéder à la fermeture des écoles, des théâtres et des salles de spectacle entre autres et à organiser des structures de soin spécialisées dans certains hôpitaux. En ce qui concerne la recherche de traitements pour parer à la menace infectieuse, la France avait aussi créé une structure spécifique : Reacting. Je connaissais son existence mais je ne savais pas que ce réseau regroupant les différents acteurs de la recherche en France avait été créé dès juin 2013. Ce réseau baptisé « REsearch and ACTion targeting emerging infectious diseases » avait déjà été mis à l'œuvre pour aider au financement et à la mise en place de projets de recherche pour faire face aux différentes crises épidémiques du chikungunya, d'Ebola et suite à l'émergence du virus Zika. Lors de la crise du COVID-19, il en a été de même.

Pour faire appel au soutien du gouvernement afin de faire avancer la recherche sur le COVID-19 et nous sortir de cette impasse et de la crise sanitaire, un dispositif de coordination des études précliniques et cliniques spécifiquement axées sur le COVID-19 a été créé au sein de Reacting : le Comité Ad hoc de Pilotage National des Essais Thérapeutiques et autres recherches sur le COVID-19

(CAPNET)[1]. Son but est d'évaluer l'intérêt scientifique des différents candidats médicaments qui sont testés dans des essais cliniques pour éventuellement attribuer aux projets sélectionnés un label de priorité nationale de recherche (PNR). Celui-ci donne accès soit à des financements, soit à des facilités au niveau administratif pour accélérer la mise en place de projets de recherches ou d'essais cliniques. Le processus de sélection par le CAPNET est assez simple. Il suffit de fournir en plus de tous les documents administratifs habituels (budget prévisionnel, accréditations, certificats, etc.) les éléments précliniques et cliniques qui suggèrent qu'une molécule a potentiellement un intérêt dans la lutte contre le COVID. Ce dossier est ensuite transmis au comité scientifique de l'ANRS-MIE, dirigé par le Pr Yazdan Yazdanpanah que j'avais croisé rapidement lors du congrès sur le COVID-19 à l'Institut Pasteur et qui juge de la valeur scientifique des projets. Nous avons donc soumis un dossier de demande de financement et d'obtention de ce label PNR, mais celui-ci nous a été refusé, car soi-disant nos preuves de concept précliniques, obtenues chez les hamsters infectés par SARS-CoV-2, ne sont pas convaincantes. Comme nous considérons qu'il doit s'agir d'une erreur d'évaluation, nous avons obtenu grâce à l'entremise de Yazdan Yazdanpanah un entretien avec des membres du comité scientifique qui évalue les données expérimentales précliniques, le groupe d'études précliniques (GEPC)[2], afin d'expliquer nos résultats et de lever tous les doutes qui pourraient justifier le rejet de notre demande de label de priorité nationale de recherche.

---

1 https://sante.gouv.fr/soins-et-maladies/maladies/maladies-infectieuses/coronavirus/professionnels-de-sante/recherche-sur-le-covid-19/article/comite-ad-hoc-de-pilotage-national-des-essais-therapeutiques-et-autres

2 https://sante.gouv.fr/soins-et-maladies/maladies/maladies-infectieuses/coronavirus/professionnels-de-sante/recherche-sur-le-covid-19/article/le-label-priorite-nationale-de-recherche-et-les-demarches-pour-le-demander

Avec Marianne et Charles, nous sommes connectés avec à l'autre bout du fil internet six ou sept scientifiques du GEPC comprenant au moins une vétérinaire et probablement des virologistes, mais qui n'ont pas pris la peine de se présenter. Monsieur Xavier de Lamballerie, qui préside la réunion, a quand même eu la décence d'allumer sa caméra. Je dois admettre que j'ai immédiatement une réaction physique de rejet envers lui. Il représente l'archétype du scientifique que je déteste : sûr de lui et méprisant. En plus de son air supérieur, il se croit tellement « cool » avec sa chemise à carreaux de bûcheron canadien. Je le soupçonne de se prendre pour un aventurier genre Indiana Jones. Je déteste les gens prétendument « cool » et qui vous tancent de la hauteur de leur suffisance. Un scientifique, par essence, ne peut pas être « cool ». Un scientifique doit forcément être rongé par le doute, obsédé par la vérité bien qu'il sache que, du fait de sa nature humaine, il se trompe forcément. Un tel être ne peut pas être « cool ». D'après moi, les chercheurs qui prétendent l'être ont cessé de réfléchir ou en tout cas, ils ont arrêté de se remettre en question, ce qui revient en définitive au même. Malheureusement, mon mauvais pressentiment se vérifie rapidement. Malgré nos explications et la présentation de nos données qui montrent l'amélioration de la fonction respiratoire détectée par pléthysmographie chez les hamsters infectés par le SARS-CoV-2 et traités avec notre molécule, les conclusions des experts du GEPC sont lapidaires :

« Vos données sur la fonction respiratoires ne montrent pas d'effets sur les "critères de succès" chez le hamster qui sont de faire baisser la charge virale et d'accélérer le regain de poids des animaux infectés. »

Et de conclure d'un méprisant :
— Vous n'avez même pas dosé les cytokines inflammatoires !

Je tente de riposter maladroitement :

— Euh... Oui, c'est normal, notre molécule n'est ni un antiviral ni un anti-inflammatoire. Elle n'a pas pour but de réduire la quantité de virus ou de faire baisser l'inflammation. Nous, ce que nous proposons, c'est de soigner en aidant les patients atteints par le COVID et qui sont en détresse respiratoire à l'hôpital, et qui risquent d'en mourir, à mieux respirer. »

Au diable leur critère d'évaluation ! Les virologistes du GEPC ne se posent même pas la question de savoir si ce qu'ils appellent pompeusement « critère de succès » chez le hamster est d'une quelconque pertinence concernant la survie des patients hospitalisés et n'est pas en fait un critère d'échec assuré. Et pourtant cette question est cruciale, parce que leur critère d'évaluation des molécules thérapeutiques contre le COVID-19 n'est pas le bon. Ils sont à côté de la plaque, tout simplement. Nous ne sommes pas là pour faire baisser la charge virale ! Dans un dernier baroud d'honneur, j'avais osé remettre en doute leurs certitudes :

« Mais monsieur, vos critères de sélection basés sur la mesure de la charge virale ne permettent que de sélectionner des molécules antivirales, vous devez bien être au courant que les antiviraux ne sont pas efficaces pour réduire la mortalité due au COVID chez l'homme ?

Courroucé, Xavier de Lamballerie me répond sèchement, de sa grosse voix de docker marseillais (oui, parce qu'il est de Marseille comme Didier Raoult) :

— Comment pouvez-vous dire que les antiviraux ne sont pas efficaces ? Les anticorps sauvent des gens ! »

C'est tout ce qu'il a trouvé à dire. L'ignorance crasse de sa remarque m'a laissé interdit et j'ai été incapable de répondre du tac au tac. J'étais atterré. J'ai pensé : le pauvre, il ne sait pas faire la différence entre un anticorps et un antiviral. Moi qui pensais être un chercheur raté. En fait par rapport à tous ces gens, j'ai de la marge. Même si les anticorps et les antiviraux font diminuer la quantité de virus détectables par les tests naso-pharyngés, les anticorps et les antiviraux sont deux choses complètement différentes. Les anticorps en se fixant sur la protéine « spike » (la protéine d'enveloppe) du virus, **à l'extérieur des cellules**, empêchent celui-ci de se lier à son récepteur (l'ACE2) et donc de rentrer dans les cellules. A l'inverse, les antiviraux sont des molécules qui inhibent certaines enzymes nécessaires à la réplication virale quand le virus **est déjà rentré dans les cellules.** Bien que les anticorps et les antiviraux fassent tous les deux baisser la charge virale, leurs conséquences biologiques à moyen terme sont totalement différentes.

Les anticorps empêchent la propagation du virus certes, mais premièrement, contrairement à ce que prétend Xavier de Lamballerie, l'efficacité clinique de cette approche thérapeutique est, au mieux, marginale. Il faut administrer les anticorps très tôt au cours de la maladie, ce qui n'est que rarement possible pour voir un effet, et ils ne peuvent être utiles qu'à une très faible partie de la population : les personnes immunodéprimées qui ne sont pas capables de produire leurs propres anticorps. Cependant, chez les patients qui n'ont pas de déficiences immunologiques, ça ne sert pas à grand-chose puisque ces personnes fabriquent (synthétisent pour être précis) déjà elles-mêmes leurs propres anticorps. C'est ce qu'avait montré d'ailleurs l'étude menée par Karine Lacombe. En plus, depuis l'émergence du variant Omicron, qui est moins bien reconnu par les anticorps neutralisants commercialisés par les laboratoires Roche, Lilly et Regeneron, cette efficacité diminue encore et finalement l'autorisation d'utiliser des anticorps comme traitement du COVID-19 qui avait été accordée en urgence a progressivement été retirée par toutes les agences réglementaires de sécurité du médicament comme l'ANSM ou la FDA. Donc contrairement à ce que dit monsieur de Lamballerie, ce n'est pas avec les anticorps neutralisants que l'on va éradiquer le SARS-CoV-2.

D'autre part, la principale conséquence de l'utilisation des antiviraux qui agissent en bloquant la réplication du virus une fois que celui-ci est entré dans la cellule, c'est de voir que la charge virale (que l'on mesure en dehors des cellules) diminue. Certes, mais les antiviraux ne font pas pour autant disparaître les particules virales qui se sont accumulées dans les cellules. Le virus dans les cellules n'est pas éliminé, au contraire il est bien là, éparpillé « façon puzzle » dans le cytoplasme des cellules. En particulier son matériel génétique, son ARN, n'est plus empaqueté dans son enveloppe, il est donc accessible et reconnu par des récepteurs intracellulaires dont le rôle biologique est de « sentir » le danger. Une infection est un signe de danger critique pour une cellule. L'évolution a muni nos cellules de récepteurs spécialisés qui reconnaissent le matériel génétique de pathogènes et qui sonnent l'alarme, un peu comme les détecteurs de fumée que nous avons dans nos appartements. Ces récepteurs TLR7 et 8 (TLR pour Toll Like Receptors), en reconnaissant l'ARN du SARS-CoV-2 dans le cas du COVID, donnent l'alerte en induisant la sécrétion, par nos cellules, de cytokines (principalement de l'interféron (IFN) et de l'interleukine 6 (IL-6) et des chimiokines qui vont activer et recruter les cellules inflammatoires et immunitaires (neutrophiles, macrophages et lymphocytes T). Malheureusement cette réponse inflammatoire, qui est la plupart du temps bénéfique parce qu'elle permet d'éliminer les cellules infectées, parfois s'emballe et induit ce que l'on appelle un orage cytokinique. Trop de cellules inflammatoires s'accumulent au niveau des poumons et au bout du compte empêchent les gens de respirer normalement, induisant un syndrome de détresse respiratoire aiguë. En réanimation, les médecins font ce qu'ils peuvent, ils mettent leurs patients sous respirateur, leur insufflent de l'oxygène à hautes doses, mais quand vos poumons sont détruits, même avec 100 % d'oxygène dans l'air, celui-ci ne parvient plus aux organes et vous mourez. Fin de l'histoire. C'est pourtant simple à comprendre, mais malheureusement les personnes dont c'est le métier, qui ont été missionnées pour choisir quels traitements seront testés en priorité chez les malades du COVID-19, Xavier de Lamballerie et ses semblables, n'ont toujours pas compris cela après presque deux ans de pandémie. C'est pathétique et catastrophique.

Ils auraient pu (dû) réaliser que si l'on traite toujours ces pauvres hamsters infectés par le virus SARS-CoV-2 avec des antiviraux comme le Remdésivir (mais pour l'exemple j'aurais aussi bien pu utiliser l'hydroxychloroquine, le Lopinavir, le Ritonavir, l'Ivermectine ou le Molnupiravir, bref n'importe quel antiviral), on observe une baisse de la charge virale et un regain de poids accéléré chez ces animaux, mais malheureusement ces molécules n'ont aucun effet clinique bénéfique chez les patients, les vrais humains, ceux qui meurent asphyxiés. Mais qu'importe. Quand vous êtes membre du GEPC, vous vous focalisez sur les résultats des études chez l'animal et peu vous chaut de savoir si grâce à vous des humains vont survivre ou pas. Les membres du GEPC n'ont pas établi leur critère d'évaluation préclinique en fonction des résultats observés chez les malades à l'hôpital. Sûrs d'eux-mêmes, j'imagine qu'ils n'ont même pas consulté leurs collègues aux urgences pour savoir si les solutions qu'ils préconisent suite aux expériences qui satisfont à leurs « critères de succès » chez le hamster ont une quelconque valeur chez l'homme. Et après ils s'étonnent que le Molnupiravir, dont tout le monde disait que c'était la panacée, se soit révélé être un échec cuisant à l'hôpital. Pourtant ils devraient savoir qu'un modèle préclinique, aussi beau soit-il, reste seulement un modèle. Ces gens confondent les « indicateurs » avec ce qu'ils cherchent à mesurer. Après cette réunion, les membres du GEPC, mission accomplie, sont sûrement rentrés tranquillement chez eux, l'esprit libre, sereins. Et moi pendant ce temps je les maudissais dans le métro. Les gens devaient me prendre pour un fou tellement je parlais à voix haute de virus, de hamsters et de poumons explosés à cause de ces incapables.

Pour preuve de leur incapacité à comprendre : malheureusement, mais logiquement, parmi tous les essais cliniques qui ont été soutenus financièrement par le CAPNET, avec l'aval du GEPC, la grande majorité de ces études n'ont pas obtenu de résultat positif. A la date du 27 décembre 2021, une centaine d'essais cliniques avaient reçu le fameux label de priorité nationale[3] Si on exclut les études observationnelles, les essais vaccinaux, les études visant à développer des traitements en ambulatoire pour les personnes non hospitalisées et les essais expérimentaux liés à la culture, au sport ou au tourisme *(sic)*, il en reste une vingtaine aux noms plus ou moins évocateurs évaluant l'efficacité de traitements sur les patients hospitalisés avec des stades sévères ou critiques de COVID-19 : DisCoVeRy, CORIMUNO-TOCIDEX, CORIPLASM, Bari-SolidAct, COVIDOSE, CoViTrial, MiR-AGE, COVIDICUS, FORCE, HIGH-PRONE COVID-19, MOT-C-204, VT4-COVID, MK-4482-001, SPRINTER, COV-NI, Geronimo 19, PLASCOSSA, POLYCOR. La plupart de ces essais se sont donc révélés décevants.

- Discovery, CORIMUNO-TOCIDEX, Bari-SolidAct et COVIDICUS n'ont fait que confirmer les résultats d'autres études internationales, en particulier ceux de l'étude Recovery en Grande-Bretagne (dirigée par le Pr Horby) dans laquelle beaucoup plus de patients avaient été recrutés, lui conférant donc une plus grande valeur scientifique que les essais français qui avaient reçu le label PNR. Recovery avait en particulier démontré l'intérêt des corticostéroïdes et du Tocilizumab et du Baricitinib, deux anticorps à visée anti-inflammatoire (et pas des anticorps neutralisants à visée antivirale) qui bloquent la voie de signalisation de l'IL-6. Ces études françaises ont aussi confirmé l'inefficacité du Remdésivir et d'autres antiviraux qui avait déjà été rapportée dans Recovery.
- Les études CORIPLASM, PLASCOSSA et POLYCOR n'ont montré un réel effet cliniquement bénéfique des anticorps neutralisants (dirigés contre le virus) que chez des patients immunosupprimés qui ne peuvent pas les produire par eux-mêmes.
- D'autre part, les études testant l'efficacité de l'interféron-beta, une molécule antivirale (SPRINTER, et COV-NI) et MK-4482-001,

3 https://sante.gouv.fr/soins-et-maladies/maladies/maladies-infectieuses/coronavirus/professionnels-de-sante/recherche-sur-le-covid-19/etudes-cliniques-labellisees-priorite-nationale-de-recherche-sur-la-COVID-19

promu par MSD France, qui étudiaient l'efficacité du Molnupiravir, n'ont pas donné de résultats positifs.

- Pas plus que FORCE, l'essai promu par l'APHM qui étudiait l'effet d'anticorps anti-récepteurs du complément 5a (C5aR), une molécule impliquée dans la réponse immunitaire, ou bien MiR-AGE, promu par l'entreprise Abivax, qui n'a pas montré d'effets bénéfiques de leur molécule anti-inflammatoire ABX464.
- COVIDOSE sur l'héparine, et VT4-COVID, n'ont rien donné non plus malgré l'obtention du label de priorité.

Les seuls essais cliniques qui ont reçu le label de priorité nationale et qui ont donné des résultats encourageants furent :

- CoViTrial, promu par le CHU d'Angers, qui a montré un effet bénéfique à court terme (mais hélas pas à long terme) d'une forte dose de vitamine D chez des patients âgés ayant une infection Covid-19 ;

- Une méta-analyse incluant les résultats de l'essai HIGH-PRONE COVID-19 promu par le CHRU de Tours a démontré l'intérêt du décubitus ventral chez des patients conscients sous oxygénothérapie ;

- MOT-C-204, promu par l'entreprise Inotrem, étudiant l'efficacité du Nangibotide, un inhibiteur de TREM-1, une autre molécule impliquée dans l'activation du système immunitaire.

Bien sûr il faut faire des choix mais le bilan du label de priorité nationale attribué par le CAPNET est plutôt maigre. A l'époque de notre réunion avec Xavier de Lamballerie et ses collègues, il y avait encore de la place pour que notre essai puisse être sélectionné, mais les membres du CAPNET n'ont pas cru à notre mode d'action de rééquilibrage du système rénine-angiotensine. A leur décharge, Xavier de Lamballerie et d'autres membres du CAPNET ou gravitant autour de l'ANRS-MIE avaient été impliqués dans l'essai COVERAGE, un essai en ambulatoire qui évaluait plusieurs molécules dont le Telmisartan, un inhibiteur de récepteur à l'angiotensine 2 utilisé comme antihypertenseur. Mais les résultats issus de COVERAGE sur cette molécule n'ont (sauf erreur de ma part) jamais été publiés, ce qui suggère qu'ils n'ont pas été concluants. D'autres essais sur le même genre de molécule n'ont pas donné non plus de résultats positifs. Le CAPNET a dû considérer la réussite potentielle de notre essai peu probable. Pourtant c'était peut-être aller un peu vite, car nous avions des données précliniques et des analyses intermédiaires de notre essai clinique qui étaient prometteuses.

Les chercheurs du CAPNET ne sont pas les seuls à n'avoir rien compris, malheureusement. A la même époque, on peut trouver sur le site de l'Institut Imagine un communiqué intitulé « Un projet ambitieux visant 4 objectifs majeurs[4] » annonçant le financement du programme RHU 5 « COVIFERON », qui « suit une approche du lit du patient au laboratoire et du laboratoire au lit du patient ».

Sur le papier, la recherche translationnelle avec des allers-retours entre les données cliniques obtenues chez les patients et les données précliniques obtenues par analyse génétique, ça fait rêver, c'est excitant. Ce projet se base sur les travaux des équipes du Pr Jean-Laurent Casanova et de Laurent Abel, codirecteurs du laboratoire de génétique humaine des maladies infectieuses, qui ont été publiés dans les prestigieuses revues *Science* et *Science Immunology* depuis le début de la pandémie. Selon ces auteurs, environ 20 % des personnes qui décèdent du COVID ont des déficiences génétiques dans la chaîne de signalisation liée à l'interféron de type I, ou bien ils possèdent des autoanticorps dirigés contre ces interférons et qui en bloquent l'action. Ces études ont été très remarquées et ont attiré l'attention et les éloges de la communauté scientifique sur la recherche française. Et en effet le site internet de l'Institut Imagine l'annonce fièrement : « Ces travaux ont été sélectionnés par la revue *Nature* dans son top 10 des découvertes majeures de l'année 2020 toutes disciplines scientifiques

4 https://www.institutimagine.org/fr/linstitut-imagine-est-laureat-de-la-cinquieme-vague-dappel-projets-de-recherche-hospitalo-1278

confondues. Ils ouvrent la voie à d'autres études sur les pneumonies sévères, mais aussi sur d'autres phénotypes cliniques consécutifs à une exposition au SARS-CoV-2. »

Très bien, mais alors si le problème lié aux anticorps dirigés contre les interférons explique les symptômes sévères et/ou la mort d'environ 20 % des malades du COVD-19, qu'est-ce qui explique le décès des 80 autres pour cent ? Personnellement, j'ai du mal à comprendre comment cela fonctionne vraiment parce que si c'était seulement un problème lié aux interférons, il suffirait d'administrer ceux-ci aux malades du COVID-19 pour les sauver. Pourtant malgré les études chez la souris, la transfusion d'interférons n'est pas utilisée dans les protocoles de soin courant par manque de preuves d'efficacité contre le COVID chez l'homme et même potentiellement à cause de leurs effets délétères chez les patients hospitalisés. C'est ce qu'a démontré l'essai clinique du Dr Pan réalisée sous l'égide de l'OMS et regroupant les données de 4 100 patients (2 050 patients « contrôles » recevant le traitement standard et 2 050 patients traités avec de l'interféron)[5]. Bien qu'administrés très tôt, les interférons de type I comme par exemple l'interféron Lambda [6] auraient pu peut-être avoir un intérêt, mais leur utilisation en prophylaxie est globalement trop compliquée à mettre en place. Un peu comme pour tous les autres antiviraux finalement. Puisqu'il ne s'agit de rien d'autre que de cela, les interférons sont des molécules antivirales endogènes produites naturellement par notre système immunitaire et l'Institut Imagine suggère de les utiliser chez les personnes qui en manquent. Sauf que maintenant, vous savez que les molécules antivirales ne sont pas efficaces chez les personnes hospitalisées. Toujours est-il que l'Institut Imagine a reçu un important financement d'une dizaine de millions d'euros qui n'ont à ma connaissance amené à la validation d'aucune nouvelle solution thérapeutique. L'équipe de l'Institut

---

5 https://www.ncbi.nlm.nih.gov/pmc/articles/PMC7727327/

6 https://www.nejm.org/doi/full/10.1056/NEJMoa2209760

Imagine et les personnes qui ont évalué cette demande de financement étaient-elles au courant des résultats de l'étude du Dr Pan, pourtant publiée au début de l'année 2021, avant de leur octroyer ce subside en décembre 2021, quelque dix mois plus tard ? Et à quoi a servi cet argent ? Parmi les 313 articles publiés par J.-L. Casanova depuis 2021 et jusqu'à octobre 2024 et que j'ai pu voir sur PubMed, aucun ne donne les résultats de l'étude COVIFERON. Et justement, si on cherche COVIFERON sur le site ClinicalTrials.gov qui répertorie les études cliniques, on trouve une étude qui porte le même nom et avec la même stratégie mais qui est issue d'hôpitaux iraniens, pas de l'Institut Imagine. Là aussi, il faut se méfier des homonymes. Ce qui tendrait à dire que cette étude n'aurait même pas été initiée ? Pourtant si c'est le cas, le site de l'Institut Imagine ne fait pas mention d'un tel abandon. Si le but de ces recherches était de dire encore et encore que la présence d'autoanticorps dirigés contre les interférons de type I représente un facteur de risque de la mortalité due au COVID-19, pourquoi pas ? Mais dix millions d'euros pour ça, à mon humble avis, ça n'est pas très rentable. Pour clore le débat, de toute façon, les résultats de l'étude COVIFERON iranienne sont négatifs. Et ceux de l'étude SPRINTER NCT04732949 à laquelle Imagine a bien participé (mais pas initiée ni coordonnée) qui comparait l'effet de l'inhalation par environ 300 patients d'interféron-beta produit par une compagnie américaine appelée Synairgen Research Ltd. n'a pas montré de bénéfices non plus par rapport aux patients qui avaient inhalé le placebo correspondant. Mais c'est normal puisqu'une nouvelle fois, les interférons de type I sont des… molécules antivirales. Point final ?

XXIV

Sous terre, entre Ourcq et Porte de Pantin.

Comme j'ai échoué à l'oral, à faire comprendre aux membres du CAPNET que les antiviraux sont inefficaces et que par conséquent notre molécule avec son mode d'action différent, ciblant le système rénine-angiotensine, présentait un intérêt, maintenant j'essaie de transmettre la bonne parole à la communauté scientifique par écrit. Mais pendant que certains publient à tour de bras des centaines d'articles, moi je galère. Là encore, je fais face à une forte résistance des milieux scientifiques. Je me suis demandé si je n'allais pas être obligé de poster ma revue de la littérature sous forme d'un « pre-print » sur un site de mise en ligne d'articles non revus par des pairs, comme bioRxiv (prononcer « bio-archives » avec l'accent anglais) par exemple. La honte ! Encore pire que le Pr Raoult, cela dit, celui-ci ne s'embarrasse pas et publie beaucoup de ses articles dans un journal édité par des amis à lui et qui donc ne sont jamais revus de façon critique. A un moment, j'en ai eu tellement marre de cet article intitulé *« To limit COVID-19 mortality, do not target the virus, treat the patients »* (pour réduire la mortalité liée au COVID-19 ne ciblez pas le virus, traitez les symptômes chez les patients) que j'avais juste envie de m'en débarrasser dans n'importe quel journal scientifique, même non revu. Tout ce temps, ce travail, et ces tensions avec mes collègues qui n'y croient pas non plus. Tout ça pour ça… J'ai commencé à écrire mon article en octobre 2020 et il vient seulement d'être accepté en décembre 2021. Au bout d'une douzaine de tentatives. Douze soumissions ! Je n'ai jamais vu ça, ni subi ça avant. D'habitude, quand on soumet un article à un journal, il peut arriver de n'être même pas évalué car le sujet de l'article ne correspond pas à la thématique générale de la publication, soit, mais cela ne se produit pas si souvent parce que normalement on s'adresse à des journaux scientifiques spécialisés qui s'intéressent au sujet sur lequel on travaille, et au bout de deux ou trois soumissions, normalement, on trouve un journal qui veut bien l'envoyer à des « revoyeurs » (des *reviewers*), des pairs qui l'évaluent pour ses mérites scientifiques, qui le critiquent et demandent la plupart du temps des modifications plus ou moins complexes qui peuvent prendre plus ou moins de temps à être implémentées ou bien discutées. Suite à ces discussions et ces modifications, la plupart du temps, l'article est accepté pour publication, dont il faut en plus que l'auteur paye les frais ! Bref c'est un travail de longue haleine dans tous les cas, mais là ! Depuis neuf mois j'essuie refus sur refus pour des raisons futiles qui prouvent que les éditeurs ne comprennent pas les implications de mon article. Et la renommée du journal n'y change rien. Le 26 mars 2021, je l'ai soumis à *Lancet Infectious Diseases* qui l'a refusé au bout de trois jours parce qu'ils ne publient pas d'articles provenant de compagnies privées. Je veux bien qu'à la suite du fameux Lancetgate ils soient prudents, mais travailler dans un laboratoire pharmaceutique privé n'empêche pas forcément de faire de la bonne science. Le 30 du même mois, l'article a été refusé par JAMA, le *Journal of the American Medical Association,* parce que considéré comme « sans intérêt ». Même réponse de la part de l'*American Journal of Critical Care Medicine* quelques jours plus tard, de *Clinical Microbiology* Reviews le 8 avril, de *FEMS Microbiology Reviews* le 13 avril, de *Drug Discovery Today* le 14, et nouveau rejet de la part de *Science* le 19 avril. Même constat après soumission à *The Journal of Infectious Diseases* le 20, et à *The New England Journal of Medicine* dans la foulée. Pareil chez *Frontiers in Microbiology* le 26 avril et puis de la part de *Frontiers in Immunology* section *Virology* en mai 2021, dont l'équipe éditoriale considère que mon article ne correspond pas au thème central du journal. Mais alors, si on ne peut pas publier sur le COVID-19 dans un journal qui présente des résultats d'études sur les infections virales, je ne vois pas ce dont ils parlent. Cela dit, depuis le début de la pandémie, tous les journaux reçoivent tous les jours des dizaines d'articles sur le sujet. Les scientifiques du monde entier travaillent presque tous sur le COVID-19 dans un effort hors du commun pour essayer de trouver une solution médicale qui nous permettrait à tous de reprendre une vie normale. Les journaux sont donc abreuvés de propositions d'articles sur le COVID, quelquefois au détriment d'autres pathologies, et les éditeurs ne peuvent plus faire face. Comble de l'humiliation, mon article est même refusé par un journal qui s'appelle *Medical Hypotheses* et qui, bien qu'il soit un des moins bien côtés de tous les journaux scientifiques, fait la fine bouche. En juillet, les éditeurs de *Emerging Microbes and Infections* acceptent enfin, ô miracle, d'envoyer mon article pour revue chez des pairs et après encore quelques mois de révisions et de modifications du texte, mon article est en fin de compte accepté et publié, tout début décembre 2021 donc. Mais à ce moment-là il a déjà perdu une grande partie de son intérêt. Les vaccins sont là maintenant. D'autre part, j'ai été obligé de baisser pavillon et au lieu du titre original qui pouvait avoir un peu d'attrait par son côté un peu provocateur (mais on restait dans des limites très convenues), j'ai dû accepter un titre beaucoup plus bateau : « Comparaison des traitements ciblant le virus avec les traitements ciblant les symptômes des patients » qui, bien que le message de l'article soit inchangé, n'attirera pas du tout l'attention. Ainsi, si l'on compare avec l'article publié par Gautret *et al.* (de la fameuse équipe du professeur Raoult en 2020) qui promeut à tort l'utilisation de la chloroquine et qui a été cité des milliers de fois, même si la plupart du temps ce fut pour en récuser les conclusions, mon article qui montre en reprenant les données de la littérature que les antiviraux sont inefficaces, lui, n'a presque pas été lu et encore moins cité. Cinq fois en tout entre 2022 et 2024. Pourtant, s'il avait été publié fin 2020 et lu et surtout compris, il aurait probablement permis d'éviter de poursuivre de fausses pistes de traitements proposant l'utilisation des antiviraux pour soigner les patients hospitalisés avec des symptômes sévères du COVID. Cela aurait permis d'économiser des ressources financières, du temps, d'éviter de traiter nombre de patients avec des molécules inefficaces (l'hydroxychloroquine par exemple), et ces malades auraient pu être inclus dans d'autres essais cliniques où ils auraient reçu d'autres médicaments plus prometteurs. S'ils (les lecteurs potentiels) avaient compris les implications de ma revue, cela aurait évité de traiter des millions de personnes dans le monde avec des molécules qui coûtent cher, et qui n'apportent pas de réel bénéfice thérapeutique (le Remdésivir pour ne pas le citer). Si les gens avaient lu et compris ce que j'ai écrit dans cette revue bibliographique, l'ensemble des moyens de la recherche aurait pu être réorienté sur d'autres approches thérapeutiques potentiellement plus efficaces. Je suis désolé de devoir assumer de cette manière toute mon arrogance. J'imagine que vous vous dites que je suis mégalomane et que pour un chercheur « raté » j'ai pris la grosse tête. Ce n'est pas forcément inexact, néanmoins quand je me compare aux autres je suis bien obligé de me rendre justice. Ce n'est pas tellement le fait que je sois un bon chercheur finalement qui est étonnant, mais surtout le fait que les autres soient si médiocres en définitive qui est désolant. Mais ce constat est plus une frustration qu'autre chose. J'aurais préféré rester un zéro de la recherche et que les grands pontes aient eu raison et aient réglé le problème du COVID en trois mois avec des essais cliniques bien menés plutôt que de nous être retrouvés dans la situation navrante dans laquelle nous avons été plongés par leur aveuglement. Au-delà de la blessure égocentrique de mon amour-propre, engendrée par l'absence de reconnaissance de la valeur de mes idées, ma frustration provient avant tout des nombreuses opportunités dans la lutte contre le COVID qui n'ont ainsi pas pu être saisies, et aussi par la manière inique dont la science a été maltraitée et mal utilisée.

XXV

Enfin ! Nous arrivons à Porte de Pantin. Plus que deux stations.

Je remarque que madame Costagliola sort du métro et s'enfourne dans l'escalator qui va la ramener à la surface. J'hésite à la suivre pour l'aborder, c'est sûrement ma dernière chance possible de lui parler, mais bon… Trop tard. J'ai décidé de ne pas aller l'embêter à nouveau. La pauvre, comme Karine Lacombe, elle a déjà eu à subir tant d'attaques et de menaces de mort de la part des complotistes et des prédicateurs en herbe, tout ça parce qu'elle a parlé de façon rationnelle de la pandémie vue selon le prisme de l'épidémiologie. Elle mérite bien un peu de tranquillité maintenant. En plus de cela, j'ai déjà dit que ça ne servirait à rien. Il faut que j'abandonne l'idée de faire une différence dans le monde de la recherche et d'avoir un quelconque impact scientifique. Tout le monde ne peut pas être Newton ou Einstein.

"Physical concepts are free creations of the human mind, and are not, however it may seem, uniquely determined by the external world."

Albert Einstein and Leopold Infeld, *The Evolution of Physics* (1938)

Il m'a fallu longtemps pour comprendre cette vérité. Ou au moins pour croire que je la comprends, car sa profondeur est telle que je pense que je n'en égratigne que la surface, et encore dans mes moments de plus grande lucidité. Le jour où j'ai enfin réussi à me laisser atteindre par cette seule phrase, « Les concepts physiques sont des créations libres de l'esprit humain et non, contrairement à ce qu'il paraît, uniquement déterminés par les manifestations du monde extérieur », e jour-là, je m'en rappelle comme si c'était hier. J'étais assis au premier rang dans une salle de classe avec de nombreux inconnus et je lisais et relisais ce texte qui était inscrit de manière parfaitement rectiligne à la craie blanche sur un tableau vert. Et plus je lisais ce texte, en particulier les premières lignes, et plus je sentais quasiment physiquement mon métier de chercheur entrer en moi, pénétrer mon cerveau. Et à mesure que cette phrase m'imprégnait et littéralement baignait mon esprit, un large sourire s'affichait sur mon visage car cette phrase me rendait la liberté de penser que je n'avais jamais osé expérimenter, non seulement dans le cadre de mon travail de recherche, que j'entreprenais en tant que jeune chercheur en thèse, mais aussi dans ma vie personnelle. Parmi toutes les choses que j'ai apprises ou comprises ou obtenues lors de mes participations dans des stages de développement personnel, celle-ci est une des plus importantes à mes yeux. J'ai eu le plaisir et l'honneur de pouvoir écrire moi-même ce texte à la craie sur d'autres tableaux, en tant que bénévole participant à la préparation de ces séminaires en France et plus tard en Australie. Et à chaque fois, cette phrase m'a marqué plus profondément ou d'une autre façon, mais tout aussi cruciale.

« Les concepts physiques sont des créations libres de l'esprit humain et non, contrairement à ce qu'il paraît, uniquement déterminés par les manifestations du monde extérieur. » Cette phrase résume tout. Le soleil semble se coucher sur l'horizon alors qu'en réalité, c'est l'apparence, du fait que la terre tourne sur elle-même, et au-delà, les saisons ne sont que le résultat de son voyage plus ou moins elliptique autour du soleil. Ce n'est pas parce que cela semble vrai que ça l'est. Cela veut dire qu'*a priori* toutes les interprétations tentant d'expliquer des phénomènes extérieurs sont valables. Nous sommes donc libres (surtout en tant que chercheurs) d'élaborer toutes les hypothèses possibles sans avoir peur de nous tromper puisque nous sommes de toute façon dans l'incapacité de savoir de manière certaine quelle représentation est « la bonne ». En effet Einstein continue sa démonstration ainsi :

"In our endeavor to understand reality we are somewhat like a man trying to understand the mechanism of a closed watch. He sees the face and the moving hands, even hears it's ticking, but he has no way of opening the case."

Einstein nous décrit, nous les chercheurs, comme une espèce d'êtres pensants qui essaie de comprendre le fonctionnement d'une montre en voyant bouger les aiguilles mais sans que nous ayons la possibilité de l'ouvrir pour en observer le mécanisme.

"If he is ingenious, he may form some picture of a mechanism which could be responsible for all the things he observes, but he may never be quite sure his picture is the only one which could explain his observations. He will never be able to compare his picture with the real mechanism and he cannot even imagine the possibility or the meaning of such a comparison."

Si nous sommes ingénieux, nous pouvons élaborer une théorie qui rend compte de nos observations, mais nous ne serons jamais sûrs que notre théorie est la seule qui puisse expliquer ce que nous voyons, et surtout, nous ne pourrons jamais être en mesure de comparer cette théorie (aussi ingénieuse soit-elle) avec le vrai mécanisme d'horlogerie, et la possibilité de cette comparaison avec la réalité objective et ce qu'elle impliquerait (au niveau philosophique) est même inenvisageable. Pourtant, toujours selon Einstein, cette incapacité de l'homme à comprendre ou reproduire de façon irrévocable les mécanismes qui soutiennent les manifestations physiques du monde ne nous libère pas de notre obligation d'essayer de comprendre, au contraire.

"But he certainly believes that, as his knowledge increases, his picture of reality will become simpler and simpler and will explain a wider and wider range of his sensuous impressions."

La beauté de la recherche réside dans le fait que justement, en tant qu'être humain, en tant que chercheur, nous croyons (nous devons croire) fermement qu'à mesure que nos connaissances s'accroissent, les explications du monde que nous donnons se simplifient de plus en plus et permettent d'en savoir toujours davantage sur un ensemble plus vaste de phénomènes. La beauté réside surtout dans le fait que celui qui cherche à comprendre, recherche surtout à atteindre un idéal.

"He may also believe in the existence of the ideal limit of knowledge and that it is approached by the human mind. He may call this ideal limit the objective truth[1]*."*

En tant que chercheurs, nous sommes régis par l'espoir de tendre (comme une asymptote se rapproche d'une droite sans jamais l'atteindre tout à fait) vers une limite idéale que nous pourrions appeler la réalité objective. Tout en n'oubliant jamais que cette réalité objective nous sera à jamais inaccessible ou tout du moins la certitude que nous l'ayons atteinte à un quelconque moment. Cette vérité réflective me libère donc tout en me contraignant à donner le maximum de mes capacités pour que mes hypothèses, mes théories et les représentations schématiques que je propose pour rendre compte du monde réel soient les plus probables et les plus proches possibles de cette réalité objective que je n'ai aucun moyen d'atteindre. CQFD !

Toutes les hypothèses sont valables, certes, mais attention, méfiez-vous des gourous et de ceux qui annoncent qu'ils ont tout compris sur le COVID-19 ou sur d'autres sujets. Même de moi. Je fais du mieux que je peux, mais rien n'est jamais sûr. Il ne s'agit pas ici d'une justification quelconque des hypothèses complotistes. Bien au contraire. Le seul garde-fou qui nous sauve dans la quête qui doit nous mener vers une plus grande connaissance de manière rigoureuse, c'est la méthode scientifique : poser une hypothèse n'est que le début. Il faut en vérifier la validité en la testant par des moyens appropriés (donc dans le cadre de la recherche médicale par des essais cliniques randomisés), analyser les résultats de façon honnête et impartiale, interpréter ces résultats, c'est-à-dire leur donner un sens, ce qui débouche forcément sur une nouvelle question, à laquelle on tente de répondre en formulant une nouvelle hypothèse et ainsi de suite…

---

1 https://phas.ubc.ca/~stamp/TEACHING/PHYS340/NOTES/FILES/Einstein_philosophical_ideas.pdf

Ceux qui, comme Didier Raoult, n'appliquent pas cette méthode, ne se comportent plus comme des scientifiques. Ils restent convaincus de leur hypothèse initiale bien que les résultats des études qu'ils ont parfois eux-mêmes menées ne les valident pas. « S'il est ingénieux, il peut élaborer une théorie qui rend compte de ses observations, mais il ne sera jamais sûr que sa théorie soit la seule qui puisse expliquer ce qu'il voit. » Au lieu d'en déduire qu'une nouvelle hypothèse doit être formulée, ils restent obstinément bloqués avec leur postulat initial et ne peuvent en démordre, simplement par arrogance et égocentrisme. Ils sont prisonniers de leur propre idée bien qu'elle soit fausse, et le fait d'avoir des milliers de « followers » (autrement dit des suiveurs, des moutons) sur les réseaux sociaux n'y change rien.

Contrairement à ce que certains pourraient imaginer, ce n'est pas parce qu'il existe un complot mondial pour éliminer la population ou pour des raisons bassement économiques ou financières que la recherche française s'est ridiculisée pendant la période de la pandémie. Si la recherche française n'a sorti aucun médicament, ni aucun vaccin, et s'est seulement fait connaître pour ses théories fumeuses, c'est pour une raison bien plus simple mais pire. C'est parce que la recherche française est mauvaise.

- Premièrement parce que peu de chercheurs connaissent ce texte d'Einstein pourtant si essentiel. Comme nous n'avions aucun cours d'épistémologie de la science, ce n'est pas à l'université que l'on m'a appris cette vérité, et j'ai eu bien de la chance d'y être confronté par pur hasard par un autre biais. La sélection par les mathématiques dans les études est peut-être nécessaire mais pas suffisante pour s'assurer que les « happy few » qui survivent à la sélection sont dotés de l'esprit curieux et ouvert qui doit caractériser les scientifiques.
- Deuxièmement, et c'est la raison majeure de la mauvaise qualité de la recherche en France : la perte de moyens financiers ou en tout cas leur

mauvaise répartition. Cette faiblesse entraîne de nombreuses conséquences perverses et néfastes[2,3].

L'argent réservé pour la science se faisant rare, son obtention par les laboratoires fait l'objet d'une intense compétition qui, dans le cas de la recherche scientifique, n'est ni nécessaire ni bénéfique. Pour avoir des financements, un chercheur doit se faire connaître via ses publications en premier lieu. Alors l'absence de moyens pour publier amène de manière concomitante le phénomène de clientélisme, de favoritisme, et donc de magouille et de fraude potentielle. Dans ce système où l'argent tend à manquer, un chercheur même moins bon, s'il est soutenu par sa hiérarchie ou par copinage, a plus de chances d'obtenir un poste, ou une bourse de thèse ou un budget pour un projet scientifique, qu'un chercheur ayant un projet de meilleure qualité mais qui n'a pas de soutien « politique ». Une fois qu'un projet a reçu un financement au détriment d'un autre, le déséquilibre va s'accentuer de manière quasiment irréversible d'année en année. Le chercheur qui aura eu un financement va publier ses résultats, augmenter sa notoriété, se faire connaître, en somme devenir une référence qui ultimement sera récompensée par des prix, alors que l'autre, avec son projet même meilleur à la base, n'aura rien à présenter comme résultats préliminaires lors de la prochaine session d'appels d'offres. Sans soutien, sans structure, sans résultats préliminaires, il n'a aucune chance d'obtenir quoi que ce soit et au bout du compte il sera définitivement écarté du système. La sélection prétendument « par le haut » revient de fait à l'élimination de projets scientifiques valables. Il y a ceux qui abandonnent tout à fait ou bien ceux qui s'expatrient comme Emmanuelle Charpentier, la lauréate du prix Nobel de chimie en 2020, qui dirige l'Institut Max-Planck pour la biologie des infections à Berlin, en Allemagne, et qui a fait quasiment toute sa

---

2 https://www.lemonde.fr/campus/article/2024/05/11/des-universites-francaises-au-bord-de-l-asphyxie-ca-craque-de-partout_6232553_4401467.html
3 https://www.lemonde.fr/idees/article/2024/05/11/une-austerite-budgetaire-a-courte-vue-denuee-de-fondement-scientifique-solide_6232603_3232.html

carrière et sa grande découverte du système CrispR-Cas9 hors de France[4]. La fierté nationale qui a entouré l'annonce de son prix est bien hypocrite puisque c'est hors du système français, qui se dit être élitiste mais qui est en réalité plus un système d'exclusion que d'émulation, qu'elle a construit sa carrière et conduit ses recherches.

Afin de contourner le problème d'exclusion de certains scientifiques induit par le manque d'argent, les ministres de la Recherche successifs prétendent que le fonctionnariat offert aux chercheurs en France compense cette sélection terrible et la baisse des moyens financiers. Bien sûr, avoir la possibilité de travailler toute sa vie sur un sujet de recherche sans avoir à se préoccuper de son avenir professionnel est une chance, mais c'était surtout valable quand il y avait de l'argent et que ceux qui voulaient devenir chercheur le voulaient par passion et non par l'attrait de la sécurité de l'emploi, par carriérisme ou au contraire par dépit car ils n'avaient pas été acceptés en médecine. Le fonctionnariat dans la recherche est une plaie qui ramollit le cerveau de certains scientifiques quand ils ont obtenu enfin un poste, parce qu'ils croient qu'ils sont « arrivés ». Le fait d'avoir un poste de chercheur assuré à vie n'incite pas une partie d'entre eux à utiliser leurs capacités cérébrales, pour chercher justement. Ceux qui ne vivent pas pour mais par la science, qui ne sont pas des chercheurs forcenés, des passionnés, des enragés, ceux-là sombrent rapidement dans les certitudes, dans la facilité et dans la sécurité de la rente. Les gouvernements et les grandes institutions, INSERM, CNRS, etc. diront que leurs chercheurs sont évalués régulièrement tous les quatre ans, qu'ils doivent remplir des rapports d'activité, rendre des comptes. Mais comment les évaluer réellement ? Et même s'ils sont mal classés ou mal notés, il ne se passe rien. A part quelques remontrances administratives, ils gardent leur poste de chercheur à vie puisque le système de mise en concurrence élitiste et excluant a depuis

4 https://www.sciencesetavenir.fr/fondamental/biologie-cellulaire/emmanuelle-charpentier-un-prix-nobel-tout-sauf-francais_148190

longtemps condamné les autres à l'exil ou bien à l'abandon. Si les mauvais chercheurs étaient sommés de démissionner, qui pourrait les remplacer ? Personne. Alors dans certains laboratoires on répète sans cesse les mêmes expériences avec quelques variantes pour donner le change, mais dans l'absolu ils n'ont pas de nouvelles idées. En gros, ça ronronne.

Pour échapper aux critiques et avoir l'air de produire des données et des connaissances scientifiques, certains chercheurs gonflent artificiellement leur palmarès de publications. Ils se retrouvent sur des articles qu'ils n'ont même pas lus. Les centaines de publications du Pr Raoult sont un bon exemple, mais il est loin d'être le seul. Il publie plus d'articles par an que le nombre de papiers que j'ai le temps de seulement lire dans le même laps de temps. Je veux bien que son nom apparaisse sur tous les articles issus de l'institut qu'il dirigeait (mais qu'il ne dirige désormais plus, heureusement), mais cela n'est plus du tout représentatif d'un travail scientifique ou intellectuel de sa part, mais simplement d'un hommage respectueux dans le meilleur des cas, souvent contraint et forcé, de la part de dizaines de chercheurs, à lui inféodés, et de leurs étudiants qui ne font que payer leur tribut à leur seigneur et maître. Tous les grands pontes ne sont pas déméritants et s'ils sont là, c'est qu'à un moment ils ont prouvé leur capacité scientifique exceptionnelle. Mais plus tard, le système a fait en grande partie qu'ils sont devenus des administrateurs, des emblèmes d'une discipline et des pourvoyeurs de financement, sûrement avec talent et qui sont nécessaires et indispensables, mais qui n'ont plus le temps de faire de la recherche. Alors pourquoi est-ce que tout le monde prétend que c'est le cas ? C'est un mensonge et à part quelques cas isolés qui fournissent toujours un travail conséquent, les autres ne sont plus depuis longtemps dans la démarche scientifique. Citer le nom des anciennes gloires ou des chefs devenus uniquement des administrateurs en tant qu'auteurs dans les articles diminue le mérite de ceux qui réfléchissent encore et qui triment pour assembler tant bien que mal des idées, faire des hypothèses, qui tentent toujours d'imaginer le monde, comme dit

Einstein. L'usurpation par certains du mérite des autres déprécie les efforts, et la souffrance liée aux échecs expérimentaux souvent rencontrés, et rabaisse les trop rares triomphes sur le néant obtenus par les vrais chercheurs. Triomphes bien modestes et qui restent souvent inconnus mais qui sont la seule réelle satisfaction du scientifique.

Personnellement, à chaque fois que je me lance dans l'écriture d'un nouvel article, je me rêve à la barre d'une agile goélette qui, toutes voiles gonflées par la brise, cingle sans entrave vers l'horizon, volant littéralement sur les vagues. Fringante, légère, prête à faire le tour du monde. Mais à chaque escale, dans chaque port où je fais relâche, mon esquif s'alourdit de mollusques (toutes ces personnes qui vont se retrouver citées comme auteurs de mon article alors qu'elles n'ont rien produit) qui s'accrochent subrepticement à ma coque, qui me ralentissent irrémédiablement en raison de la résistance qu'elles offrent à l'écoulement de l'eau. Finies mes ambitions de voyages dans les contrées lointaines de la découverte, je suis contraint de faire du cabotage et de revenir penaud à mon port de départ, frustré. Il faudrait que je puisse passer en cale sèche pour m'en débarrasser à coups de Karcher, mais si je fais ça, les parasites sont incrustés si fortement et ont attaqué le bois vermoulu de ma coque si profondément que je risquerais de la perforer irrémédiablement.

Quelque part, je plains les personnes dont le nom se retrouve sur des publications alors qu'elles n'ont absolument pas œuvré pour que la moindre idée scientifique soit mise au jour, surtout quand au bout d'un moment elles se dupent elles-mêmes et croient encore qu'elles sont sur le chemin de la connaissance alors qu'elles ont déjà posé leur baluchon il y a bien longtemps dans un hôtel de passe qui bordait la route aride du savoir. Mis à part l'avancement et les lauriers mal acquis, je n'imagine pas qu'ils puissent ressentir la moindre once de satisfaction personnelle dans le fait d'être cités dans un article où ils n'ont rien apporté. Mais je m'illusionne sûrement. Non seulement ces personnes médiocres qui galvaudent le métier de chercheur ne sont pas punies, mais elles obtiennent des postes ou des distinctions qu'elles ne méritent pas. D'ailleurs, contrairement à eux, pour moi être chercheur, c'est bien plus qu'un simple métier. C'est ma passion, ma religion. La science est un art sacré qu'il est néfaste de laisser entre des mains à la propreté douteuse. Je me damnerais pour avoir la chance de participer ne serait-ce qu'à un seul travail scientifique, l'opportunité de réfléchir, de donner ma vision du monde étayée par le maximum de preuves que j'aurai pu collecter à travers des expériences que j'aurai pu concevoir. Quel privilège ! Je ne vois pas bien dans quelle autre profession on peut atteindre un tel niveau de liberté. Le prix à payer est élevé mais il en vaut bien la chandelle, même si c'est pour répondre à une unique question scientifique qui n'intéresse personne à part une poignée de spécialistes dans le monde.

Le plus révoltant, c'est qu'à chaque fois qu'une personne est citée sur un article auquel elle n'a pas contribué réellement, non seulement cela diminue le mérite de ceux qui, eux, ont fourni un effort, mais en plus cela augmente de façon injustifiée et injuste la réputation et le statut d'expert de l'usurpateur. En revanche, son niveau de compétence ou plutôt d'incompétence reste le même. Or ce sont ces soi-disant experts dont la liste de publications est gonflée artificiellement auxquels le gouvernement fait appel en cas de crise sanitaire pour proposer des solutions et choisir quel traitement expérimental obtiendra un soutien de l'Etat. A l'inverse, d'autres chercheurs, dont la compétence est au moins égale, voire supérieure, mais dont la renommée scientifique est moindre, ne seront même pas consultés. Comme ce système d'évaluation de l'expertise basée sur le seul nombre des publications perdure, les mêmes erreurs que celles commises par les experts de l'ANRS-MIE, du CAPNET et du GPCE seront inévitablement répétées lors de la prochaine crise sanitaire par les nouveaux incompétents qui garniront les rangs des comités scientifiques du futur.

Dernier point, la centralisation de la recherche, qui est aussi induite par le manque de moyens financiers, est un autre facteur qui explique la perte de qualité de la science française. Pour tenter de compenser le défaut de moyens alloués réellement à la science, le ministère de la Recherche a créé de grands instituts de recherche sur un même thème : l'Institut Imagine, l'Institut du vieillissement, l'Institut du cerveau (ICM), l'Institut de la vision, etc. En France, chaque domaine a maintenant son institut considéré comme une référence mondiale. Ces organismes sont censés regrouper les meilleurs chercheurs sur un thème précis ou une même pathologie dans un même lieu, avec un accès direct aux technologies les plus à la pointe et aux appareils de recherche les plus perfectionnés (et donc les plus chers, que des équipes plus petites ne pourraient pas acquérir), regroupés en plateaux techniques. Cela semble une bonne idée à la base d'avoir ces pôles d'excellence pour concurrencer les universités américaines, anglaises et chinoises qui disposent de ressources financières beaucoup plus importantes. Cependant, rapidement au bout de quelques années, les effets pervers de cette concentration de moyens apparaissent. Comme ces instituts ont été créés autour d'un spécialiste (à la personnalité forte), d'un expert mondialement reconnu dans l'un de ces domaines, toute l'organisation et la philosophie de cet institut reflètent la vision de ce seul homme ou de cette seule femme (dont je ne remets pas en cause la valeur en tant que personne), qui est *de facto* une vision unique, voire isolée. Or dans la recherche, comme pour les mariages consanguins, ou la monoculture, ou les forêts composées d'une seule essence d'arbre, l'absence de diversité est préjudiciable. Il faut imaginer un de ces instituts comme un énorme chêne qui pomperait toutes les ressources en eau et en nutriments de la forêt au détriment de toutes les plantes et des arbustes tout autour qui finissent par dépérir. Au bout d'un moment, il ne reste que l'unique chêne, certes majestueux et capable de rivaliser avec les séquoias de la recherche américaine ; vient l'instant où la personne à la source de l'institut prend sa retraite ou bien son idée vieillit et devient obsolète, et il n'y a plus aucune pousse pour prendre la relève ou pour la remplacer. Ces instituts ce ne sont même plus les arbres qui cachent la forêt, car il n'y a plus de forêt. Dans chaque domaine, il n'y a plus qu'un seul arbre qui finira, comme toute chose, par mourir, et alors il n'y aura plus rien. Un désert scientifique. Une friche sans terreau, sans humus, sans graines ni jeunes plantes qui pourraient éventuellement croître. La désertification de la recherche en France est déjà bien avancée. Il n'y a qu'à regarder le classement des universités françaises, qui chaque année recule malgré l'argent injecté. Injecté oui, mais sur le seul arbre encore vivant et qui ne tardera pas à être déraciné par la première intempérie, le premier coup de vent, la première tempête. Il n'y a qu'à voir ce qui s'est passé avec l'IHU de Marseille du Pr Raoult. Un seul coup de vent de la pandémie de COVID et pschitt, le château de cartes s'est effondré et on a bien du mal à le rebâtir sur des bases solides. Par conséquent, contrairement à ce que les autorités préconisent, il ne faut pas concentrer les moyens sur un seul chêne mais plutôt saupoudrer l'argent sur toutes les petites graines qui pourraient un jour devenir les nouveaux arbres centenaires qui donneraient les leaders de la recherche en France, voire dans le monde. Mais pour cela, il faut une vision sur le long terme.

Bien sûr, parmi toutes ces jeunes pousses, certaines de ces nouvelles idées ne sont pas encore à maturité, et beaucoup vont mourir d'elles-mêmes car pas assez solides ou bien parce que défectueuses. Mais c'est le prix à payer. Il faut financer toutes les idées, tous les projets pour avoir une chance de miser sur la technique révolutionnaire qui changera le monde dans dix ou vingt ans. Si vous ne faites pas ça, vous êtes sûr de passer à côté, comme pour internet par exemple. Parce que si l'élite de la recherche française, celle qui est financée à travers les instituts, se trompe et part sur une mauvaise piste, c'est tout un pan de recherche qui risque de disparaître en France. Il se peut que le manque de connaissances et de priorité donnée au développement de la technique de l'ARN messager en France il y a quinze ans explique l'échec de Sanofi pour développer un vaccin contre le COVID, même via la technique dite classique. Pour sauver la recherche, il faut arroser tous les glands qui restent tapis sous les feuilles ! Mais pour ça il faudrait qu'il y ait encore assez d'eau. Mais on nous dit qu'il n'y a plus assez d'argent pour la recherche. Alors c'est foutu. Il est déjà probablement trop tard. Ils n'ont rien compris. Encore maintenant le directeur du CNRS propose de singulariser 25 % des laboratoires dont il a la tutelle en les appelant des *« key labs »*, des laboratoires d'excellence[5]. C'est toujours la même rengaine : ce sont déjà les meilleurs laboratoires parce qu'ils ont déjà plus de financement que les autres. A court terme, c'est la mort de 75 % des laboratoires qui n'ont pas cette reconnaissance officielle, et à moyen terme la mort de la recherche française tout court. Et probablement la mort de la science dans le monde si Elon Musk et Trump réussissent à couper drastiquement et définitivement les finances de la recherche publique aux Etats-Unis. Parce que les autocrates n'aiment pas les scientifiques, parce que pour eux, les chercheurs, ceux qui revendiquent le fait qu'ils n'ont pas d'opinions définitivement forgées et qu'il faut tout réexaminer sans cesse, par définition, ce sont forcément des ennemis politiques [6] .

---

5 https://www.lemonde.fr/sciences/article/2025/01/20/remous-au-cnrs-autour-du-projet-de-creation-de-labos-d-excellence_6506714_1650684.html

6 https://www.lemonde.fr/international/article/2025/02/09/sante-aux-etats-unis-vaste-reduction-du-financement-des-universites-et-des-centres-de-recherche_6538246_3210.html

XXVI

Entre Porte de Pantin et la station de métro Hoche.

Même si mon article a été accepté et publié fin décembre 2021, ça ne fait pas beaucoup avancer notre cause auprès des professionnels de santé. Sans le label de priorité nationale, tous les hôpitaux français que je contacte à Paris, à Marseille, dans toutes les villes en métropole mais aussi en Guyane, refusent de participer en tant que centre recruteur à notre étude clinique. Il faudrait que nous puissions encore inclure environ cent cinquante patients pour atteindre l'objectif de recrutement défini en amont et ainsi avoir les meilleures chances de détecter un effet positif de notre traitement. Si un tel effet existe, bien sûr. Sans ces patients supplémentaires, même si notre candidat médicament réduit la mortalité et/ou la proportion de patients qui ont des symptômes respiratoires critiques de COVID-19, nous risquons de ne pas voir de différence statistique. Pourtant, en Guyane, depuis septembre 2021, une flambée de cas déferle sur la région et ils auraient besoin d'un médicament contre le COVID-19 étant donné que la population sur place est réfractaire aux vaccins par suite des mensonges et de la désinformation des antivax. Contre toute logique, les habitants là-bas ont même commencé la révolution, il y a des émeutes, ils ont foutu le feu dans les rues et mettent la pression sur les membres du personnel hospitalier pour les empêcher d'effectuer leur travail de soin, quand ce ne sont pas les soignants eux-mêmes qui font grève pour protester contre l'obligation vaccinale[1]. Les infirmiers et infirmières et les médecins qui n'ont pas eux-mêmes succombé à la folie complotiste n'osent même plus se rendre sur leur lieu de travail pour vacciner, et encore moins pour proposer aux patients de participer à une étude clinique. Pas la peine de compter sur eux, hélas.

---

1 https://www.lemonde.fr/planete/article/2021/09/24/hopitaux-satures-population-peu-vaccinee-la-guyane-sous-tension_6095933_3244.html

Il est impossible de convaincre ces rares personnes du CHU que j'ai en ligne de prendre le risque de recruter des patients dans notre essai clinique, bien que les cas et les décès augmentent, en partie à cause de la proximité du Brésil de Bolsonaro où la situation sanitaire n'est toujours pas sous contrôle. Pourtant, parmi les pays dans lesquels nous avons ouvert des centres d'investigation, le Brésil, c'est encore le seul pays qui inclut des patients dans notre étude clinique. En France, en Belgique et aux Etats-Unis, le taux de vaccination est maintenant important, entre 70 et 80 %, et le variant Omicron tend à donner des symptômes moins sévères que les variants précédents, ce qui réduit le nombre de patients hospitalisés et par conséquent pouvant être inclus dans notre étude. Alors que depuis presque deux ans, les services d'urgence et de réanimation ont été quasiment constamment saturés de patients à traiter contre le COVID-19, maintenant le nombre de malades sévères diminue de semaine en semaine. Il faut trouver d'autres pays pour terminer notre étude. Nous avons éliminé la Grande-Bretagne pour les mêmes raisons, et l'Inde car c'est trop compliqué en termes de demandes d'autorisation. Comme nous n'avons plus trop le choix, nous nous tournons vers l'Europe de l'Est et après avoir évalué différentes possibilités, celui-ci s'est logiquement porté sur la Russie et l'Ukraine.

Début février 2022, nous sommes prêts à démarrer l'étude dans ces deux pays qui ont pour avantage de regrouper une population importante, dont un fort pourcentage n'est pas encore vacciné. En effet, en Russie surtout, le vaccin de Pfizer n'a pas été mis à disposition de la population, les autorités russes n'ayant autorisé que le vaccin local Spoutnik qui se révèle peu efficace et potentiellement dangereux, et qui a été boudé (à raison cette fois) par la population. D'autre part, le système hospitalier en Ukraine est performant, et en particulier les centres cliniques sont très motivés et aux standards des pays occidentaux. L'entreprise, une « Contract Research Organisation » (CRO, ou société de recherche contractuelle) locale, que nous avons contactée et qui est basée à Kiev et Moscou, sera chargée de mettre l'étude en place dans ces pays. Son personnel nous promet de recruter une centaine de patients en quelques mois seulement dans ces deux pays et pour un coût raisonnable. Cela devrait nous permettre de finir rapidement notre étude. Mais voilà, après le CAPNET qui ne nous soutient pas, c'est Poutine lui-même qui maintenant nous met des bâtons dans les roues.

Le 24 février 2022, les centaines de milliers d'hommes des troupes russes massées depuis des mois aux frontières de l'Ukraine passent à l'attaque et rapidement menacent de renverser le gouvernement à Kiev et de prendre le contrôle du pays tout entier. Contre toute attente, les Ukrainiens résistent et repoussent une partie des assauts russes. Tout le monde s'attendait à voir l'Ukraine s'effondrer en trois jours et les chars russes pénétrer dans Kiev sans coup férir ou presque, pourtant les Ukrainiens tiennent bon. En relisant *Août 1914* de Soljenitsyne, il est frappant de s'apercevoir qu'à un peu plus de cent ans d'écart les Russes, sûrs de leur supériorité, accumulent les mêmes erreurs stratégiques et tactiques. Comme aux débuts de la Première Guerre mondiale où ils s'étaient fait battre à plate couture par des armées allemandes en sous-effectif, dans les confins de la Prusse orientale, les Russes ont une nouvelle fois divisé leurs forces et surtout communiquent les plans et les ordres de marche à leurs unités d'assaut en clair à la radio, ce qui permet aux valeureux défenseurs ukrainiens de contrer leurs plans et de résister efficacement. Heureusement pour eux et pour l'Europe tout entière ! L'Europe et les pays occidentaux en général soutiennent les Ukrainiens en leur fournissant armes et matériel et en soumettant l'ogre russe à d'importantes sanctions économiques.

Cette guerre stupide est une des conséquences de la pandémie de COVID-19. La survenue des guerres et des épidémies sont souvent intimement liées. Certaines fois, comme pour la peste et la grippe espagnole, ce sont les échanges de marchandises et les brassages de populations engendrés par les conflits qui facilitent la transmission des agents pathogènes. D'autres fois, les conséquences politiques des épidémies amènent les gouvernements incompétents à déclencher les hostilités contre un soi-disant « ennemi extérieur ». C'est typiquement le cas ici pour Poutine, qui a été incapable de gérer correctement la crise du COVID dans son pays. Selon le gouvernement russe, officiellement il y aurait eu presque 400 000 morts du COVID-19 en Russie[2], mais au 22 juillet 2022, des estimations plus fiables suggèrent qu'il y a eu au moins 800 000 décès liés au COVID dans ce pays[3], et les chiffres de l'OMS parlent même d'environ 1,2 million de décès en Russie [4]. Clairement, pour détourner l'attention et la colère de sa population face à cette catastrophe, Poutine fait appel à l'imaginaire de la grande guerre patriotique et prétend « dénazifier » l'Ukraine pour survivre en tant que dirigeant politique. Quelques jours après le déclenchement de l'offensive, Serhii (encore un homonyme !), un de nos contacts en Ukraine avec lequel nous étions en train de mettre au point l'élargissement de notre essai clinique, m'appelle pour savoir si nous allons quand même continuer à travailler avec eux. Malheureusement c'est impossible, et je sais pertinemment qu'il sait que je lui mens en lui disant que bien sûr, nous ferons tout notre possible pour retravailler avec eux dans un futur qui, nous l'espérons, sera proche. Bien sûr, et il le sait aussi bien que moi, ça n'arrivera pas tant que la guerre continuera. Où est-il maintenant ? Sur le front ? Vivant ou mort dans une tranchée pilonnée jour et nuit par l'artillerie russe ? Réfugié dans une cave sordide sans lumière et sans eau depuis des mois ? Ecrasé sous les chenilles d'un char, ou bien son corps se trouve-t-il parmi les cadavres découverts les mains attachées dans le dos, froidement abattus dans les rues de Boutcha ?

Serhii raccroche en lâchant un dernier *« Slava Ukraini ! »* Je me sens lâche et sale en rempochant mon téléphone. En attendant, je

---

2 https://fr.statista.com/statistiques/1101324/morts-coronavirus-monde/

3 https://www.reuters.com/graphics/world-coronavirus-tracker-and-maps/fr/countries-and-territories/russia/

4 https://www.lemonde.fr/blog/huet/2022/12/14/covid-19-15-millions-de-morts-dit-loms/

pense égoïstement que sans les patients que nous prévoyions de recruter en Ukraine et en Russie, nous n'atteindrons jamais le nombre de sujets nécessaire pour terminer notre essai clinique. Nous en avons à peine inclus une douzaine pendant les trois premiers mois de 2022. A contrecœur, nous sommes obligés de mettre fin à notre étude en espérant que nos résultats seront bons sur un peu plus de la moitié des patients recrutés. Il est toujours possible que notre molécule soit tellement efficace que nous puissions mettre en évidence son effet bénéfique. Le 8 juin 2022 est la date de la dernière visite du dernier cas inclus dans notre étude. A partir de ce moment, il va falloir cravacher pour analyser les résultats, le plus rapidement possible pour savoir si notre hypothèse de départ était correcte, et si la molécule que nous testions est aussi efficace contre les symptômes du COVID chez l'homme qu'elle l'est chez le hamster.

XXVII

Métro Hoche.

La sirène retentit, les portes se ferment dans un claquement sec qui me fait lever la tête de mon livre. Il n'y a presque plus personne dans le métro maintenant. Tout le monde est parti. C'est bientôt la fin de mon voyage, que je termine invariablement presque seul.

Début octobre 2022, les résultats de notre étude sur le COVID-19 viennent d'être annoncés et ils sont bons ! Enfin, presque. Les résultats ne sont pas statistiquement significatifs : p = 0.07 et des brouettes ! Alors que la convention veut qu'un effet clinique soit considéré comme positif (c'est-à-dire que l'on considère qu'une observation est vraie) si la valeur du petit « p » est inférieure à 0.05, ce qui veut dire 5 %. Cinq pour cent de marge d'erreur, c'est considéré comme acceptable. Avec un petit « p » à 0.05, les statistiques nous préviennent qu'il y a 5 % de chances de se tromper en disant que les résultats sont vrais. Et nous, on est juste au-dessus ! Si p = 0.07, il y a donc 7 % de chances que nous n'ayons pas réellement sauvé des vies avec notre essai clinique, mais quand même 93 % de chances que ce soit le cas. Il n'y a pas beaucoup d'autres personnes dans le monde qui peuvent en dire autant. Mais officiellement, nous avons échoué. Comme Raoult ! Avec un essai clinique considéré comme « négatif », les investisseurs peu nombreux qui nous soutenaient encore financièrement vont nous lâcher, c'est sûr ! C'est la bête logique du marché. Il n'y a pas d'argent à se faire, donc des licenciements en vue et à terme fermeture de la boîte. Mais quand je regarde les courbes des évènements que nous avons mesurés — les morts et les insuffisances respiratoires liées au virus et qui emmènent les malades des urgences aux services de réanimation (et dont 30 à 40 % vont mourir à la fin) —, j'ai du mal à croire que nous avons échoué et que nous n'avons pas eu un effet bénéfique. Je veux en avoir le cœur net. J'ai envie de participer à l'écriture de l'article, de farfouiller précisément dans les données de l'étude qui m'a tant occupé depuis février 2020. Je me lance à corps perdu dans l'analyse des données de l'étude. Et de fil en aiguille, à force de creuser et de poser des questions, il y a des incohérences qui ressortent. Des analyses de sous-groupes de patients qui ont été mal faites par les statisticiens de la CRO, la société de recherche contractuelle qui travaille pour nous sur cette étude. Et puis, au bout d'un moment, ils nous avouent qu'ils n'ont pas pris en compte dans leurs calculs certaines données d'une cinquantaine de patients, sans même nous en avoir informés, parce qu'ils suivaient bêtement leurs procédures. Mais ils n'ont rien compris et leurs procédures ne sont pas bien adaptées à notre essai. A cause de cela, ils se sont trompés dans les calculs du « p » de notre étude et le 6 janvier 2023, celui-ci est maintenant de... 0.0426. Même si c'est juste en dessous de la limite imposée si on se réfère à la convention, notre étude avec un « p » inférieur à 0.05 est considérée comme « positive ». Nous avons réussi ! J'ai hâte d'annoncer cela aux membres du CAPNET.

Ces erreurs de calcul pourtant relativement simples s'expliquent par le modèle économique des CRO de taille mondiale, aussi spécialisées et renommées soient-elles. Leur mode de fonctionnement est basé sur l'éclatement des tâches, la dispersion des personnels aux quatre coins du monde, le taylorisme et le fordisme poussés à leur extrême. Les dirigeants de ces entreprises considèrent que l'on peut tout standardiser et que rien ne ressemble plus à un essai clinique qu'un autre essai clinique. C'est partiellement vrai mais surtout globalement faux. Chaque étude clinique est avant tout une expérience scientifique et par conséquent unique. On ne peut pas les comparer à des produits de consommation fabriqués en masse. Bien sûr, on retrouve toujours les mêmes étapes dans la mise en place d'une étude clinique, la préparation du même genre de documents : protocoles, notes d'informations des patients, etc., les demandes d'autorisations réglementaires, la collecte et le monitoring des données et l'analyse des résultats. Mais il est illusoire de croire que toutes les études sont identiques et peuvent se répéter à l'infini. Si les dirigeants des CRO prétendent le contraire, c'est avant tout pour limiter au maximum les coûts en rabotant sur le nombre des salariés et distribuer le maximum de dividendes à leurs actionnaires tous les ans. Malgré les tonnes de procédures mises en place, les audits qualité et les réunions de motivation des salariés, ils se moquent pas mal en définitive de la qualité des études. De toute façon, les CRO ne sont que des prestataires de services et leurs résultats financiers ne dépendent pas des résultats scientifiques des essais cliniques auxquels ils participent. Le seul critère qui leur importe, c'est d'avoir le nombre le plus élevé de clients et que chaque heure de travail de leurs collaborateurs (les salariés) soit bien répertoriée et facturée aux laboratoires pharmaceutiques, petits et grands.

Dans notre cas, le morcellement des tâches est directement responsable de l'erreur de calcul de notre petit « p ». Les statisticiens, qui se trouvaient cette fois en Chine, ne connaissaient pas bien l'étude et ses spécificités. Ils ont fait les calculs comme d'habitude en suivant les procédures internes (les fameuses *standard operating procedures* — SOP) de la CRO sans se préoccuper de ce qui faisait la particularité de notre essai. Toutes les études ne sont pas conçues de façon identique. Et comme les statisticiens n'avaient pas été impliqués dans notre étude depuis qu'elle avait débuté presque trois ans auparavant, ils n'avaient pas la connaissance profonde du mode de calcul ni aucun investissement personnel et émotionnel (contrairement à nous) dans l'obtention des résultats. Alors pour eux, $p = 0.07$ ou $p = 0.04$, c'est kif-kif, ça ne veut rien dire, alors que pour nous ça change tout. Aucun des garde-fous prévus pour éviter ce genre d'erreur n'a fonctionné. Les *data managers* étaient en Europe, les chefs de projet (qui ne sont chefs de rien et dont ce n'est pas le projet) étaient répartis entre le Brésil et les Etats-Unis, séparés des statisticiens par un océan, voire deux, personne ne s'est donc rendu compte de l'erreur de calcul. Quant aux contrôleurs « qualité », comme on les surnomme, ils ne connaissaient pas l'étude non plus, et comme ce ne sont pas des scientifiques, il leur était également impossible de se rendre compte que les résultats de l'analyse de certains sous-groupes étaient biologiquement absurdes. Cette erreur de calcul nous a fait perdre des mois et surtout beaucoup de crédibilité. On est en droit de se demander combien d'études utilisant ce genre de CRO voient leurs résultats faussés par le même genre d'erreur ? En définitive, combien d'essais cliniques censés être positifs sont en fait négatifs, ou l'inverse, à cause d'erreurs humaines et d'incompréhensions ?

Le monde de la recherche étant petit, j'avais personnellement passé, quelques années auparavant, trop de temps dans les bureaux parisiens de cette CRO en particulier. Je savais donc parfaitement comment ça fonctionne dans ces locaux aux meubles blancs qui tranchent sur la moquette et les murs aux parois violettes. J'ai passé de trop longs mois avec les autres galériens enchaînés par la connectique du réseau intranet (type Messenger) à nos postes de travail. Tous alignés à nos bureaux individuels, nous étions tous les maillons d'une même ligne de trait. Comme dans les trirèmes romaines de l'Antiquité, nous étions assis les uns à côtés des autres mais nous ne nous voyions pas, séparés par des cloisons qui faisaient penser à des caissons de plongée hyperbares, sous pression constante. Penser, justement, il n'en est pas vraiment question ici, pas plus que de pouvoir adresser la parole à ses condisciples pour poser, ou répondre à des questions. Il n'est pas concevable non plus de résoudre des problèmes et de s'entraider. La parcellisation, la division sont toujours la meilleure façon d'asseoir la domination d'un patron sur ses employés, même à longue distance. Moi qui, à l'époque, adorais échanger avec mes collègues car il y a toujours quelque chose à apprendre ensemble, c'était un comportement plutôt à proscrire. Surtout qu'il y avait toujours ce satané réseau intranet qui me happait et m'interpellait sans cesse. Un appel urgent en provenance de collègues inconnus du Japon sur un sujet précis, faisait suite à une réunion sur un autre projet avec une dizaine de personnes réparties sur l'ensemble du globe mais dont je ne voyais même jamais le visage. Et malgré ces interruptions constantes, il fallait souquer ferme et s'atteler à remplir des dossiers et à rédiger des documents à partir des modèles préétablis tout en se résignant à ne voir en face de soi qu'un écran d'ordinateur et oublier la vision d'un visage humain. Et le boulot ne manquait pas car les procédures, bien que merveilleusement rédigées et pensées, auraient nécessité dix fois plus de personnel que le nombre réel de salariés en poste pour pouvoir être appliquées à la lettre. Pas le temps de bosser correctement, même si je l'avais voulu vraiment. En plus de la surcharge de travail que m'imposait l'intranet, je subissais avec mes collègues le flicage collectif et permanent, le jugement de tous et toutes en direct car si je m'absentais simplement dix minutes pour aller aux toilettes, instantanément mon avatar sur l'intranet passait du vert signalant mon statut « actif », à l'orange « présent mais inactif », au rouge accusateur : « flemmard, tire au flanc, déserteur ». Jugement dont non seulement ma hiérarchie pouvait éventuellement être immédiatement avertie, mais aussi mes collègues sur place dans les bureaux parisiens, et également tous ceux à travers le monde que je ne connaissais pas mais qui étaient eux aussi attachés à la longue chaîne de la servitude informatique ; les X milliers de collaborateurs du groupe qui, s'ils avaient la malchance de chercher à me joindre à ce moment précis de la journée où j'accomplissais ma miction, risquaient de tomber sur mon icone rouge : démissionnaire.

Je dois être inadapté au travail en entreprise ou même au travail tout court, car je quitte sans arrêt le navire quel qu'il soit. Avant cette expérience en CRO et après que je m'étais rendu compte que je n'étais pas fait pour être infirmier, j'avais travaillé en tant qu'attaché de recherche clinique au sein de l'APHP pendant deux ans et demi. Là au moins, on essayait vraiment de faire du bon boulot. Aux petits soins pour les investigateurs, les patients, attentifs à tous les détails, nous tentions de résoudre tous les problèmes pour que les études soient menées correctement jusqu'au bout. C'était de la recherche scientifique, vraiment, pas une histoire de dividendes. Mais bien que j'aie adoré cette expérience et que ce soit là que j'aie commencé à apprendre toutes les ficelles de la recherche clinique, les moyens financiers étaient trop limités. Les pouvoirs publics rabiotaient tous les budgets, ce qui impactait même la qualité des stylos et du papier machine, au point que l'on devait venir avec notre propre matériel de bureau. Et les conditions de travail, comme dans toute l'administration de la santé, étaient à la limite du manque de respect envers les personnels administratifs, soignants, techniques ou scientifiques : cantine dégueulasse, salaires minimalistes. Là aussi, j'avais jeté l'éponge, coupant court à mon expérience de l'artisanat pour voir si l'herbe était plus verte dans le secteur privé qui, soi-disant, faisait de la recherche à l'échelle industrielle. C'est là où j'en suis aujourd'hui : mieux payé mais toujours insatisfait.

XXVIII

Le métro quitte lentement le quai de la station de métro Hoche.

C'est un peu tard maintenant, nous sommes en janvier 2023, mais il faut absolument que le monde sache avant que cela n'intéresse plus personne que notre étude est positive ! Il faut que je me dépêche d'écrire pour publier notre article et dire au monde entier que nous avons trouvé un traitement contre le COVID. Mon article ! J'ai enfin l'opportunité de publier dans un journal prestigieux, enfin la possibilité que mon nom apparaisse dans un journal avec un fort facteur d'impact. Le *Lancet*, le *JAMA*, le *New England* ? Peu importe, les facteurs d'impact de ces journaux, qui étaient déjà extrêmement hauts avant la crise covidaire, ont littéralement explosé. Au moins 200 pour chacun de ces trois journaux alors que *Science* et *Nature* se traînent à moins de 50 points d'impact. Enfin la reconnaissance, enfin je vais être célèbre et mes anciens collègues et les anciens de l'immuno-gang arrêteront de se moquer de moi. Enfin la consécration est à portée de main à presque cinquante-deux ans, après sept stages postdoctoraux et avoir traîné mes guêtres par monts et par vaux dans quasiment tous les laboratoires et les hôpitaux d'Ile-de-France, dans l'espoir d'obtenir un peu de stabilité et de latitude pour travailler. Cette publication va peut-être enfin me permettre de faire de la recherche plus tranquillement.

En parallèle, mi-février, pleins de confiance et d'espoir, nous présentons les résultats de l'étude à un panel d'experts de l'ANRS-MIE, dont Mathieu Molimard, professeur au CHU de Bordeaux, et d'autres. Je pensais que cette fois, nous allions retenir leur attention et qu'ils nous parleraient avec un peu plus de respect, mais ils n'ont pas l'air très enthousiastes. Le professeur Molimard a fait du bon travail en combattant les thèses erronées concernant l'hydroxychloroquine et les mensonges de son confrère de Marseille. Mais à force d'être confronté à des chercheurs malhonnêtes, il semble ne plus croire qu'il puisse en exister certains qui font leur travail correctement. C'est un des membres les plus virulents contre nous au sein du panel d'experts de l'ANRS-MIE qui pinaillent sur des questions de terminologie. Par exemple, ils critiquent le fait que nous avons appelé le groupe d'analyse « en ITT » (en intention de traiter) alors qu'en effet nous aurions dû préciser que, comme c'est le cas classiquement, il s'agit d'une analyse en « mITT » (en intention de traiter modifiée) c'est-à-dire que nous incluons dans l'analyse les résultats des mêmes patients que ceux qui sont décrits dans le groupe d'analyse ITT mais que nous ne tenons pas compte de ceux qui n'avaient jamais reçu de traitement expérimental ou de placebo et qui n'avaient jamais été évalués. Une analyse en mITT est une procédure très fréquente, mais cette erreur de terminologie de notre part les choque terriblement, au point qu'ils rejettent tous nos résultats en bloc. Pourtant, en définitive, ça ne change rien aux données ni aux calculs qui montrent clairement que notre produit a limité le nombre de personnes hospitalisées qui ont vu leur fonction respiratoire s'aggraver au point de les faire passer en soins intensifs ou même de mourir. Ça n'a pas l'air de leur faire plaisir, à l'ANRS-MIE, que notre étude soit réussie. Au contraire même, on dirait que ça les ennuie. S'ils avaient la bonne foi de l'admettre, ça signifierait qu'ils se sont trompés et ils n'aiment pas ça. Alors ils se disent étonnés. Ils ne comprennent pas pourquoi notre étude est « positive » alors que leur expert en étude préclinique (monsieur Xavier de Lamballerie) leur avait certifié que nous n'avions aucune chance de réussir (là où eux-mêmes ont lamentablement échoué), étant donné nos prétendument mauvais résultats chez le hamster (alors qu'ils étaient prometteurs, même s'ils ne remplissaient pas leurs critères de succès). Ça les laisse perplexes. Ils tournent autour du pot et pour éviter d'avoir à se dédire, ils nous annoncent qu'ils vont nous envoyer toute une série de questions auxquelles il faudra que nous répondions par écrit. En attendant de recevoir leurs commentaires et le résultat de leurs réflexions et dans l'espoir de les approcher et de discuter sérieusement avec le Pr Yazdan Yazdanpanah, nous participons à un colloque organisé conjointement par l'ANRS-MIE et France Biotech le 28 mars 2023, qui a pour but de mieux coordonner les recherches dans le public et celles dans le privé. En effet, il y a du travail à faire pour que, lors de la prochaine pandémie, la France puisse cette fois mettre sur le marché des inventions, ou des vaccins, ou des traitements issus du secteur privé ou du public, peu importe, mais qui marchent. Parce que pour le COVID, personne n'ose le dire, mais malgré ce que fanfaronne le Pr Yazdanpanah au micro dans la salle de conférence ultra-moderne du « PariSanté Campus » tout en transparence, concentré de grandes baies vitrées, c'est un échec cuisant de la recherche française. Pour nous, cette rencontre est aussi une bonne occasion de voir les projets qui ont été financés et ceux qui ne l'ont pas été. Après le bla-bla administratif et pompeux des introductions — monsieur le directeur, madame l'administratrice générale, mon cher président, directeur, cheffe, coordinateur, sous-adjoint, adjointe, coordinatrice de la stratégie nationale d'accélération MIE-NRBC, France 2030, etc. —, les titres ronflants s'accumulent au même rythme que les acronymes qui ne veulent plus rien dire : AvATher (groupe de travail Antiviraux et Anticorps monoclonaux Thérapeutiques) [1] , CNRS, INSERM, APHP, ANRS, ministère des machins, sous-secrétariat à l'innovation du bidule. Tout ça, c'est de la poudre aux yeux. C'est un millefeuille administratif tellement compliqué que personne ne s'y retrouve et que l'on ne sait pas qui décide à la fin, et surtout qui finance. Qui tient les cordons de la bourse, et y a-t-il un pilote dans le navire amiral ? Voilà ce que tout le monde voudrait bien savoir. Toutes ces structures ont surtout pour but de donner du travail à des gens qui se pensent importants mais qui font plus de mal que de bien. Ou en tout cas, même s'ils sont de bonne foi, qui sont totalement inefficaces pour mettre en place des structures et des stratégies de sortie de crise en temps de pandémie comme le COVID. Quand il s'est agi de financer notre étude, il n'y avait plus personne, parce que personne ne comprenait la science derrière notre projet. Pendant ce temps-là, les

---

1 https://anrs.fr/fr/recherche/groupes-animation-scientifique/antiviraux-et-anticorps-monoclonaux-therapeutiques-avather/

faux prophètes — les Raoult en herbe — continuent de pulluler sur les réseaux sociaux sans que les autorités, avec tous leurs responsables et leurs acronymes, n'y mettent le holà.

Je suis bien sagement assis sur un fauteuil en plastique à écouter Yazdan Yazdanpanah pérorer sur tous les succès que l'ANRS-MIE aurait permis d'accomplir pendant cette période de COVID, et les intervenants qui se succèdent pour présenter leurs projets plus ou moins intéressants. Mais ces gens sont un peu à la traîne en ce qui concerne les avancées de la science durant ces rencontres public-privé. Ils sont restés avec leurs idées de début de pandémie et n'ont manifestement pas laissé les informations changeantes des avancées scientifiques pénétrer leurs cerveaux, lents. Par exemple, lors de cette conférence, je suis sidéré de voir que l'ANRS-MIE a soutenu, via le label de priorité nationale, un projet de vaccin anti-COVID développé selon la technique classique par un laboratoire de recherche fondamentale. Bien que les résultats préliminaires chez l'animal soient très jolis, ce projet de vaccin n'avait aucune chance d'être commercialisé avant 2025 dans le meilleur des cas puisqu'il devait être testé en phases cliniques I, II et III avant d'obtenir une autorisation de mise sur le marché. Sachant qu'en face il y avait déjà Pfizer et les vaccins à ARN messager, financer cette recherche était inutile : une perte de temps et d'argent public pour rien. Au lieu de financer des laboratoires de recherche fondamentale dont les découvertes, si brillantes soient-elles, n'avaient aucune chance d'être commercialisées et donc de soigner qui que ce soit, ils auraient mieux fait de donner un peu d'argent aux laboratoires privés qui développaient déjà depuis plusieurs années des médicaments qui auraient pu être réutilisés dans le cadre du COVID. Nous, au moins, nous n'avions pas besoin de repasser par la case phase I. Au lieu de nous considérer comme des usurpateurs, s'ils avaient daigné nous accorder le label PNR, le CAPNET aurait alors pu se vanter d'avoir financé au moins une étude positive et de ne pas être passé à côté de bonnes idées par aveuglement.

Le seul moment amusant de cette conférence « stratégique », c'est le petit speech de Karine Lacombe (la vraie !), « en visio », qui partage à l'assemblée réunie son expérience de médecin hospitalier devenue consultante pour une start-up développant des anticorps neutralisants anti-SARS-COV-2 dans le prolongement de ses propres études réalisées dans le cadre institutionnel. Sans succès bien sûr, comme je l'ai déjà expliqué une ou deux fois déjà. En l'écoutant, soudain je me rends compte que bien que son image m'apparaisse uniquement projetée sur un écran géant dans la salle par l'intermédiaire d'un d'ordinateur, Karine Lacombe n'est pas à la télé et que contrairement à d'habitude, je peux lui parler directement au lieu de faire des commentaires stériles et qui resteront pour toujours perdus dans l'éther de mon salon ! Révélation fantastique qui fait battre mon cœur et à la fin de son intervention, je lève la main. Yazdan se rapproche de moi et me tend le microphone pour que je puisse communiquer à distance avec Karine et me demande de me présenter. Bonjour, Victor Malus de la société XXXXX… Alors Yazdan me regarde avec un air de dégoût et lâche avec un mépris rare : « Ah ! …C'est vous ! » Et je pense très fort, oui c'est moi, qui ai tout compris au COVID depuis la première minute où j'ai eu connaissance de cette pandémie, contrairement à toi. Mais je me tais et je focalise mon attention sur Karine Lacombe. Est-ce que je vais oser lui parler de mon email jamais arrivé, perdu dans la messagerie d'une inconnue ? Il ne vaut mieux pas. Je préfère lui manifester en direct toute mon admiration pour son courage et tout ce qu'elle a fait pendant cette pandémie sans jamais faillir malgré les attaques des complotistes en tout genre. Au moins à ce niveau-là, la boucle est bouclée pour moi.

A la fin du colloque, nous avons quand même réussi à arracher à Yazdan et à son équipe que nous aurions notre liste de questions et de commentaires par rapport à notre étude dans les prochains jours. Mais il a fallu batailler et nous avons globalement perdu notre temps. Pourtant, le temps presse de plus en plus. Le 5 mai 2023, l'OMS décrète que le COVID-19 n'est plus une urgence de santé publique de portée internationale, qui avait été décrétée dans les derniers jours de janvier 2020, tout en soulignant néanmoins que cela ne signifie pas que la maladie n'est plus une menace mondiale. N'empêche que cela ne nous arrange pas pour mettre en avant les résultats de notre étude. Pour preuve, la première soumission de notre article (mon article) au *New England Journal of Medicine* s'est déjà conclue par un échec. Un refus pur et simple, pas parce que notre étude est mauvaise, mais parce que cela ne les intéresse plus. Ils n'ont même pas transmis notre manuscrit à des *reviewers* extérieurs. Quelle poisse ! Je suis vraiment maudit. Si ça continue, le COVID aura disparu (au moins des mémoires) avant que l'on ait publié nos travaux et surtout avant que mon nom ait, même de façon temporaire, mérité d'être cité au champ d'honneur de la recherche scientifique.

Quelques jours plus tard, l'ANRS-MIE nous balance (il n'y a pas d'autre mot) en pleine face ses conclusions sur notre essai clinique. Contrairement à ce qu'ils nous avaient annoncé, il ne s'agit pas d'une série de questions et de demandes de clarification, mais d'un rapport définitif d'évaluation de notre étude qui se révèle très négatif dans ses conclusions. Comme d'habitude, ils n'ont rien compris, ils mélangent les critères d'évaluation, se perdent dans des détails sans importance (mITT *versus* ITT), restent scotchés à leur incompréhension de nos données précliniques sur le hamster qui ne faisait même pas partie de ce que les experts « cliniques » étaient censés évaluer. Le plus scandaleux est qu'ils nous reprochent d'avoir une valeur statistique trop proche de la limite admise ($p = 0.0427$ comparée à $p = 0.05$) car nous n'avons pas recruté l'ensemble des patients prévus au début de l'étude. C'est quand même le comble de l'hypocrisie et de la mauvaise foi, parce que si l'on ne peut pas dire qu'ils ont tout fait pour que nous n'y arrivions pas, on peut affirmer qu'ils n'ont rien fait pour nous permettre de compléter notre recrutement, sans aucun support financier de leur part et surtout sans l'obtention du fameux label de priorité nationale. En plus, ils se sont permis d'envoyer ce rapport inexact et dévoyé à l'ANSM sans nous demander notre avis, histoire de nous planter définitivement au regard des autorités de santé françaises. La seule solution pour arriver à nous sortir de ce piège : envoyer une réponse point par point à toutes ces critiques infamantes et ignares et en parallèle essayer de publier nos résultats dans la meilleure revue possible pour leur clouer le bec. Je me lance alors à corps perdu dans la rédaction de la réponse scientifique et en parallèle, nous resoumettons notre article à *JAMA*, le journal de l'Association américaine de médecine. Mais hélas, au bout de quelque temps, nous faisons face à un nouveau refus. Rebelote, nous resoumettons dans la foulée au *Lancet* avec nos derniers espoirs, mais le temps passe et c'est déjà l'été et plus cela va, moins nous avons de chances d'intéresser qui que ce soit avec notre étude positive sur le COVID qui ne fait plus, depuis plusieurs mois déjà, la une des journaux télévisés. L'attention du grand public est happée par les nouvelles sinistres du conflit en Ukraine, et par les vacances d'été.

Septembre 2023, nouveau refus du *Lancet* cette fois. Mais les éditeurs nous proposent une porte de sortie, disons… au moins honorable à défaut d'être enthousiasmante : renvoyer notre manuscrit à *eClinicalMedicine*, un sous-journal de la famille du *Lancet*, mais on passe d'un impact facteur 200 à seulement 15 ! Autant dire que c'est la douche froide, mais au rythme où l'on va, nous sommes contraints d'accepter. Nous n'avons pas le choix. Tant pis ! Adieu ! Mes rêves de célébrité et de reconnaissance scientifique s'envolent encore une fois. Il faut bien, ne serait-ce que pour la vérité scientifique, ou au moins pour porter témoignage du fait qu'avec d'autres rares équipes dans le monde, nous nous sommes battus vaillamment contre ce virus et que nous étions en quelque sorte en train de gagner cette bataille dans l'indifférence générale. Je me dis qu'au moins, quand cela sera terminé, les « experts » de l'ANRS-MIE ne pourront pas faire comme si nous n'existions pas. Cette fois-ci, ils seront bien obligés de reconnaître la valeur scientifique de notre étude.

Fin décembre 2023, notre article est finalement accepté et le 6 janvier 2024, il est publié dans *eClinicalMedicine*, quasiment quatre ans jour pour jour après la découverte du SARS-CoV-2. *Tempus fugit* ! Les preuves d'efficacité de notre traitement arrivent trop tard et il n'aurait pu être utile que dans le cas où la pandémie perdure pour encore plusieurs années. Tout cela est derrière nous maintenant. Heureusement, les vaccins ont permis à l'humanité de survivre et de reprendre une vie normale et grâce au ciel et à l'ARN messager, nous n'avons plus à nous soucier de notre niveau de proximité avec nos congénères. Pourtant, à l'aune du nombre de victimes de la pandémie, et sachant qu'en février 2020 la mise au point de vaccins efficaces n'était pas évidente, il était nécessaire que nous ayons testé d'autres stratégies thérapeutiques. Notre étude montre que notre traitement est efficace et qu'il sera peut-être utile un jour lors d'une autre pandémie ou pour soigner d'autres infections respiratoires. Dans tous les cas, une chose est sûre : nous ne méritions pas tant de mépris de la part de toute la communauté scientifique.

XXIX

Tunnel sous « Pantruche » entre les stations Hoche et Eglise de Pantin.

Je suis enfin presque arrivé. Je referme mon bouquin de vulgarisation sur les épidémies et je l'enfourne dans mon sac de sport. Je n'y ai pas appris grand-chose finalement, pendant cette pandémie tout s'est passé de manière classique. A peu de chose près, comme dans le film d'anticipation *Contagion*, de Steven Soderbergh, sorti en 2011[1]. Alors pourquoi avons-nous été pris au dépourvu ? Tout y était décrit et aussi dans le livre du Pr Yazdanpanah. Pas parce que ce sont des devins mais simplement que ce sont des connaissances scientifiques, vérifiables, démontrables, connues. Nous avons vécu une période de pandémie avec l'un des pires scénarios possibles, mais prévisibles. Un virus respiratoire, issu d'un passage inter-espèces d'un animal vers l'homme, qui se propage d'être humain à être humain par la voie respiratoire, la plus compliquée à empêcher, qui entraîne un certain pourcentage de mortalité. Ce virus, avec ces caractéristiques et en l'absence de traitement ou de vaccin, ne pouvait qu'engendrer le chaos, les morts, la panique, les confinements, les théories du complot et ceux qui ont tenté d'en tirer profit, en manipulant les foules comme le personnage joué par Jude Law dans *Contagion* , et puis la solution basée sur la science est venue. La fabrication d'un vaccin, seul moyen d'enrayer une pandémie de manière rapide et efficace. Malgré ce qu'en pensent les détracteurs de la recherche, nous avons vaincu. Nous, dans notre petit laboratoire, nous travaillions sur une autre piste : la mise au point d'un traitement pour les personnes déjà infectées et qui risquaient de mourir. Notre étude a montré que nous étions sur la bonne voie, que notre traitement aurait pu être utile. Pourtant toute la communauté scientifique nous a au mieux ignorés, sinon dénigrés. A tort.

---

1 https://www.allocine.fr/film/fichefilm_gen_cfilm=178091.html

La manière dont nous avons été traités est peut-être un bon exemple de l'effet décrit par les psychologues américains David Dunning et Justin Kruger en 1999 et que l'on appelle quelquefois : effet de surconfiance. Bien que ce mécanisme cognitif ne fasse pas l'unanimité dans le monde des sciences sociales, on peut s'étonner qu'il n'ait été mis au jour que si tardivement. Selon ce concept (je cite bêtement Wikipédia) :

« Les personnes incompétentes s'estiment plus compétentes qu'elles ne le sont réellement, sans pour autant s'estimer forcément plus compétentes que les autorités sur un sujet. Dunning et Kruger attribuent ce biais à une difficulté métacognitive des personnes non qualifiées qui les empêche de reconnaître exactement leur incompétence et d'évaluer leurs réelles capacités. »

C'est, ce me semble, une bonne définition de ce que nous avons vu pendant toute la crise du COVID, non ? Mais je m'avance peut-être beaucoup dans un domaine qui n'est absolument pas le mien. Alors, sous peine d'être moi-même victime de cet effet, je m'arrête à la limite du marécage fangeux de mon ignorance et je vais me retirer à l'abri sur la berge qui surplombe ces sables mouvants. Mais je trouve ça intéressant quand même. Peut-être que les psychologues pourront tirer des enseignements riches pour la compréhension des mécanismes personnels et sociétaux qui ont dirigé nos réactions durant la pandémie qui vient de s'achever. A moins qu'il ne s'agisse que de la répétition des mêmes automatismes et du comportement grégaire de l'être humain qui a déjà été identifié mille fois depuis la nuit des temps, toujours prêt à brûler des sorcières, toujours rapide à accuser les boucs émissaires du moment, pour se rassurer face à ce qui reste inconnu, plutôt que d'avouer notre ignorance et d'essayer de réfléchir ne serait-ce qu'un petit peu. Personne n'aime avoir l'air ignorant, pourtant c'est seulement en acceptant cette « apparente » stupidité que l'on peut chercher, apprendre, comprendre et en somme faire de la recherche. L'importance de la stupidité en recherche est même le titre dans un article rédigé par Schwartz et paru en 2008, qui décrit cette acceptation de notre ignorance et qui en démontre le côté essentiel pour le progrès scientifique[2].

Hélas de nos jours, tout le monde veut non seulement avoir l'air d'être intelligent mais en plus infaillible. Or, à l'heure actuelle, les moyens de paraître compétent sur n'importe quel sujet existent et sont quasiment illimités. Avec les programmes de ce que l'on appelle l'« intelligence artificielle », les limites du vrai et du faux s'estompent encore davantage et s'effacent presque complètement. A cela il suffit d'ajouter un esprit pervers et imaginatif, une véritable intelligence mais mal intentionnée, et il devient bien difficile, même pour un scientifique sérieux, de ne pas se laisser berner. En comparaison, les méthodes de falsification utilisées par le Pr Raoult paraissent complètement grossières et ridicules (et pourtant il a réussi à mentir à des millions de personnes avec ça). C'est comme si l'on comparait les méthodes utilisées par le KGB pour éliminer sur certaines photos d'anciens membres du parti devenus des opposants gênants. Les gens à l'époque où la photographie était une technique relativement nouvelle pouvaient s'y tromper (surtout dans une société totalitaire), et nous qui sommes habitués au monde des images ne nous laisserions pas si facilement avoir par ces photomontages peu habiles. Mais maintenant, nous sommes dans la même situation par rapport aux images de synthèse. Comme des enfants qui regardent pour la première fois l'un des nombreux films hollywoodiens de superhéros, nous en arrivons presque à croire que les personnages de Marvel existent vraiment et qu'il est possible de voler, qu'il est possible de remonter dans le temps et de modifier son propre ADN par la pensée, et j'en passe. Tout n'est plus bâti que sur du sable et les fondations s'écroulent partout, même dans le monde de la recherche scientifique dont le but pourtant est la quête d'une certaine exactitude mais qui

---

2 https://journals.biologists.com/jcs/article/121/11/1771/30038/The-importance-of-stupidity-in-scientific-research

justement, à cause de ce but, et ce depuis toujours, est une des cibles privilégiées de toutes les manipulations. Galilée m'en est témoin.

Après le scandale du Lancetgate, j'ai trouvé un nouvel article qui en est le parfait exemple mais qui me laisse glacé par l'effroi, et me perturbe. Ce n'est même pas vraiment un article réellement publié mais plutôt un… document qui ressemble à s'y méprendre à un article censé présenter les résultats d'une étude clinique testant les effets du « Thymol/Carvacrol » sur le COVID-19, qui est posté sur un site scientifique pourtant plutôt sérieux, appelé « ResearchGate », qui sert normalement de boîte d'échange d'informations et de communication entre chercheurs du monde entier. Cet « article » n'a qu'un seul auteur ; un type nommé Raul Antonio Ojeda Rondon[3] qui se définit lui-même comme un chimiste, écrivain et poète. Mais c'est surtout un complotiste vénézuélien qui, sous couvert d'écrire de la poésie, écrit de faux articles pseudo-scientifiques[4]. Il faut reconnaître que c'est bien fait, sûrement avec l'aide de l'intelligence artificielle justement, et avec sans doute de vraies connaissances scientifiques, ne serait-ce que pour sortir le nom du Thymol qui en effet aurait pu être une piste intéressante pour le traitement du COVID. Oui mais voilà, Rondon choisit de ne pas rédiger un papier sérieux pour présenter une hypothèse scientifique valable, ou alors un roman ou un poème à la manière de Georges Perec quand il s'amuse à écrire *Cantatrix Sopranica L.*[5] L'auteur des *Choses* avait, lui, clairement assumé son texte comme étant un véritable exercice de style où, tout en respectant rigoureusement les codes d'écriture formels d'un article scientifique, il se permettait de traiter d'un thème de « recherche » totalement

---

3 https://www.researchgate.net/profile/Raul-Antonio-Ojeda-Rondon-2/research

4 https://biblioteca-virtual.fandom.com/es/wiki/Raul_Ojeda_Rond%C3%B3n

5 Experimental demonstration of the tomatotopic organisation in the Soprano (Cantatrix sopranica L.). https://www.seuil.com/ouvrage/cantatrix-sopranica-l-georges-perec/9782757872017

loufoque, tendant à démontrer l'existence d'une zone du cerveau développée spécifiquement par les cantatrices, en réponse à des jets de tomates. Non, ici Raul Antonio Ojeda Rondon décide de faire un faux. Là où l'humour et l'esprit créatif de Perec ne laissaient planer aucun doute sur la non-véracité de son texte, avec le Vénézuélien, on est bien loin de la littérature, et clairement, le but ici est de tromper les lecteurs. Malheureusement, l'utilisation de l'intelligence artificielle et donc le conformisme de ce pseudo-article rend son texte bluffant, parce qu'il est bien difficile de percevoir qu'il s'agit d'un faux. Rondon a dû émettre une requête du style : « Rédiger les résultats d'une étude sur l'efficacité de Thymol dans la COVID-19 » sur ChatGPT et la machine a dû pondre les résultats que j'ai sous les yeux et qui font peur. Mis à part le fait qu'il n'y a qu'un seul nom d'auteur, que certaines courbes sont bizarrement interrompues en leur centre, que les figures sont mal référencées et surtout qu'il n'y a pas de rapport logique entre ce qui est écrit et les pseudo-résultats présentés, on pourrait s'y méprendre facilement. Et il est sûr que très rapidement, les faussaires en sciences vont encore s'améliorer et qu'il sera de plus en plus difficile de déceler les fraudes scientifiques. C'est la fin de tout !

Devant cet « article », je suis dans le même état mental que le jour où, il y a bien longtemps, au moins dix ans, je me trouvais dans le métro ligne 4 et où, je ne sais pas pourquoi, parce que je connais quasiment toutes les correspondances par cœur, j'ai regardé un de ces petits plans du métro qui se trouvent affichés à côté de chacune des portes coulissantes dans les wagons et où j'étais resté interdit car le plan, bien que familier, m'avait jeté dans une confusion totale. Un esprit ingénieux, artistique et créatif mais aussi peut-être maléfique et néfaste avait remplacé le petit plan officiel de la RATP par une version en tout point identique, mais où les noms des stations avaient été intervertis. Oh, de pas beaucoup, mais suffisamment pour me perdre complètement. Odéon était à la place de Châtelet, Maubert-Mutualité se substituait à Place Monge, et les stations République et Oberkampf étaient maintenant remplacées l'une par l'autre. De même pour Gare du Nord et Gare de l'Est, bien que toujours aussi proches sur le plan que dans la réalité, elles étaient maintenant à la place l'une de l'autre. J'étais admiratif et scandalisé à la fois. J'étais bien à Paris mais pas vraiment dans la même ville, devenu une sorte de touriste étranger, cherchant mon trajet sur ces lignes dont les correspondances ne connectaient plus les bonnes lignes de métro entre elles. J'étais égaré, abasourdi comme devant la fausse science créée de toutes pièces par l'intelligence artificielle. Navigant dans un monde si familier et pourtant inhospitalier et totalement divergeant. J'avais perdu mes repères. Il n'en faut pas beaucoup pour se retrouver à la rue. Complètement largué.

En réaction, pour se défendre, les journaux scientifiques ont commencé à retirer des milliers d'articles produits par des machines, et tentent d'adapter leurs règles éditoriales pour faire face à l'utilisation massive de l'intelligence artificielle, afin de la maintenir à la portion congrue et pour protéger la créativité et l'inventivité humaine. Cependant malgré cela, même parmi les scientifiques sérieux, il y en a qui souhaitent utiliser l'intelligence artificielle pour se dispenser de la tâche rébarbative d'écrire sans cesse les mêmes introductions dans tous les articles en changeant quelques mots par-ci par-là. C'est là où ils font erreur. Même si bien sûr on a l'impression de toujours se répéter, de radoter, rabâcher la même chose, en fait ce travail est essentiel car c'est à travers cette répétition qu'un jour apparaît l'illumination, parce que soudain on comprend d'une autre manière ce que l'on vient soi-même d'écrire. Peut-être comme une prière, bien que je ne sois pas croyant, mais à force de se répéter sans cesse les mêmes liturgies, les mêmes psaumes, sourates ou autres mantras, il arrive peut-être un jour où ces mots pénètrent vraiment l'âme, ou au moins le cerveau des fidèles, et où l'on prend exactement connaissance, voire conscience, de la signification des mots que l'on prononce à mi-voix. Si vous laissez faire cet exercice de radotage, de répétition par une machine extérieure, vous perdez toute chance d'avoir une illumination. Ou alors on en arrivera au point où les scientifiques auront disparu et auront été carrément remplacés uniquement par des ordinateurs et des machines. A ce moment-là, on aura vraiment perdu toute réflexion. Disparu, tout le facteur humain dans la recherche, et les gens comme moi n'auront plus aucune raison d'espérer. Nul doute que c'est ce que déjà les sociétés totalitaires ont convoité de tout temps. Contrôler la science, pour des motifs politiques, ou religieux, ou tout simplement pour garder le pouvoir. Contrôler les masses sans aucune contradiction. Malheureusement, ils n'ont jamais été si proches d'y réussir avec les « platistes », les antivax et les réductions de budget dans les sociétés dites démocratiques d'un côté et le contrôle direct des chercheurs dans les sociétés totalitaires basées sur les croyances religieuses ou politiques comme c'est le cas en Chine. La Chine qui a tenté de fermer le laboratoire de Zhang Yongzhen, le chercheur qui a le premier décrypté le génome du virus qui cause le COVID-19[6] et l'a rendu disponible, ce qui a permis à toute la communauté scientifique mondiale de se lancer dans la lutte contre la pandémie et en particulier le développement rapide des vaccins à ARNm. Mais pour les autorités chinoises, il n'est que le témoin gênant de toute cette histoire. Le rappel que la pandémie a bel et bien débuté sur un marché chinois au début de l'hiver 2019. Malheureusement, nul n'est prophète en son pays. C'est encore plus vrai et même pire en ces temps troublés où dans le monde entier les chercheurs ne sont plus vraiment en sécurité, ni aimés, et sont encore moins écoutés sans parler d'être compris. Je vois des camps de concentration dans tous les pays du monde. Bientôt ils vont interdire les livres, puis les brûler. Bientôt ils vont bannir les professeurs et les étudiants. Bientôt ils vont vider les bibliothèques et fermer les universités. Bientôt ils vont nous bâillonner, nous condamner, nous emprisonner, avant de nous exterminer.

La sonnerie du métro retentit, je me réveille en sueur de mon cauchemar, je m'éjecte de mon siège et je saute brusquement hors du

---

6 https://www.lemonde.fr/international/article/2024/05/13/le-nouveau-combat-du-chercheur-chinois-qui-a-decrypte-le-covid-19_6232848_3210.html7

wagon avec mon sac. J'ai failli louper ma station. Je suis enfin arrivé à Eglise de Pantin au bout de mon voyage et j'ai été rejoindre mes amis à Sand Fabrik pour jouer au beach-volley, sans masques, sans gel hydro alcoolique. Tout le monde fait comme si tout était normal. Tout le monde fait comme si rien ne s'était passé. Mais moi je n'arrive pas à revenir à la vie normale. Je n'arrive pas à arrêter d'y penser.

Epilogue

XXX

Une semaine plus tard, Gare de Lyon dans un TGV encore à quai.

"La seule façon de renforcer notre intelligence est de n'avoir d'idées arrêtées sur rien, de laisser l'esprit accueillir toutes les pensées."

John Keats

Pierrot et Mathieu viennent de s'installer dans ce TGV Inouï en partance pour Bourg-Saint-Maurice. Comme tous les ans, nous allons passer cette sacro-sainte semaine au ski, et tout s'annonce pour le mieux. Il y a un peu plus de cinq ans maintenant qu'un médecin à Wuhan alertait les autorités chinoises de l'émergence d'un nouveau virus. Cette pandémie est pour de bon derrière nous. A l'inverse des guerres dont on sait quand et comment elles commencent et à de rares exceptions près dont on connaît la date à laquelle elles s'arrêtent, ce n'est pas le cas d'une pandémie. Il n'y a pas de traité de paix, ou d'armistice signé avec le virus sur un coin de table, et pas d'annonce officielle. Pour beaucoup, et sans qu'ils s'en rendent vraiment compte, la pandémie de COVID-19 s'est arrêtée après le premier confinement ou lorsqu'ils ont reçu leur rappel vaccinal, mais elle perdure pour ceux qui ont encore des séquelles ou des symptômes du COVID « long » ou pour ceux qui ont un système immunitaire défaillant. Plus de 7 millions de morts du COVID selon les chiffres officiels, sûrement plus en réalité, peut-être jusqu'à 20 millions ? Un chiffre énorme même s'il est dix fois moins élevé que ce que j'avais craint au début. Je suis heureux de m'être trompé sur ce point Quels que soient les chiffres, dans quelques années, que diront les livres d'Histoire sur cette période ? Comment nous en souviendrons-nous ? Comme du début d'une nouvelle ère ? D'une simple parenthèse sanitaire ? Du début de la fin de notre ancien monde ? Qui s'intéressera encore au professeur Raoult ? Je crains que nous ne tirions aucun enseignement de cette période. D'ailleurs il est fortement probable que la seule leçon à retenir de cette pandémie, c'est justement qu'il n'y a pas de leçon à retenir si ce n'est que chaque virus est différent et que la meilleure façon de combattre une pandémie n'est pas forcément de reproduire les stratégies qui se sont montrées efficaces lors des crises précédentes. Mais qui va comprendre cela face aux faux prophètes de malheur qui cherchent à nous manipuler, qui ne manqueront pas de tenter de profiter de notre crédulité à la moindre occasion ?

J'ai peur d'être toujours aussi crédule, toujours aussi naïf, que nous soyons tous toujours aussi faciles à berner, les politiques, les journalistes, nous tous. Cette période aura surtout vu la victoire du mensonge généralisé. Les menteurs et les charlatans ont eu pignon sur rue, sans vergogne, sans fausse honte ni pudeur ils nous ont roulés dans la farine, manipulés. Nos vies ont été chamboulées, non seulement par ce maudit virus, mais surtout par la rumeur. Nous avons été déboussolés, avons perdu la raison. Je ne sais pas si nous la retrouverons un jour. Victimes d'avoir donné trop d'espoirs, Didier Raoult et les autres complotistes se sont enferrés dans leurs propres mensonges plutôt que de nous faire confiance. Mais nous aurions tous compris, car la recherche scientifique est incertaine, c'est sa nature même, et les avancées scientifiques pas si fréquentes. Nous aurions tous compris si le Pr Raoult avait annoncé que l'hydroxychloroquine n'était pas la solution tant espérée.

Malheureusement, plusieurs années après ces polémiques stériles attisées par des responsables politiques à des fins électoralistes, personne n'ose dire que finalement la vaccination et la politique de santé publique mises en place à cette période ont été plutôt efficaces, tout en protégeant bon an mal an les libertés individuelles. C'est bien dommage de ne pas tirer les conséquences politiques bénéfiques et néfastes des comportements des uns et des autres. Mais les gens sont passés à autre chose depuis. La Terre tourne inexorablement et la ronde des malheurs qui nous assaillent est sans fin. Il faudrait un jour juger les actions de tous les complotistes et des manipulateurs. On se rendrait alors compte que leur discours n'a pas évolué depuis la nuit des temps, tout en s'adaptant à de nouvelles circonstances, stimulé par des évènements qu'ils ne comprennent pas — le passage d'une comète, la peste, des famines ou des disettes, des crises financières — et qui les amènent toujours à pointer du doigt des boucs émissaires : les hérétiques, les Templiers, les juifs, les noirs, les arabes, les étrangers, les chercheurs, les Parisiens et j'en passe. A travers les époques, les raisons de mourir et l'ignorance ne disparaissent pas. Il n'y a qu'à relire *Le Hussard sur le toit* pour se rendre compte, même s'il s'agit d'un roman, que les foules paniquées par une épidémie de choléra ne font pas de quartier et sont prêtes au meurtre de toute personne qu'elles accusent, pourtant à tort, d'empoisonner les sources et les fontaines. Alors, pour échapper à la folie et à la bêtise des hommes, il faut prendre de la hauteur et parfois consentir à se réfugier sur les toits. Au risque de se casser le cou en tombant de haut. L'homme commun semble prêt à tout plutôt que d'affronter la triste vérité de la faiblesse des chairs et de la condition humaine. Nous ne sommes rien face à certains microbes, bactéries, champignons ou virus et autres micro-organismes. Nous sommes condamnés à la dégénérescence, à la maladie, à la mort et notre corps à la pourriture.

Malgré le confinement, tous ces mois passés enfermé à tourner en rond chez moi tout seul, les années de recherche et d'écriture à tenter de convaincre du bien-fondé de mes idées les chercheurs de tous bords et à combattre les complotistes et les dénigreurs de la science et de la raison, jamais une période aussi courte ne m'avait paru si pleine d'émotions. J'ai ressenti l'angoisse, le désespoir, la déception, la haine, la colère, mais aussi l'espoir, la joie, et même l'amour. Je ne me suis jamais senti aussi proche de ma famille, les amitiés furent chaotiques mais riches également, et les soirées ne m'ont jamais paru aussi folles, et essentielles. Comme si la vie était passée dans un alambic et que j'avais pu jouir de sa quintessence pendant ces quatre années. J'ai le sentiment ambigu d'éprouver du regret pour cette période pourtant si meurtrière qui se termine. Dans cette époque de *fake news*, mon témoignage doit paraître bien étrange. Face à l'obscurantisme, mon métier de chercheur, et la science elle-même, ne m'ont jamais semblé aussi utiles, voire essentiels que de nos jours. Qui pourra raconter les années qui viennent de s'écouler de façon exacte, sans mentir, sans prendre peur de la réaction des complotistes sur les réseaux sociaux ? Karine Lacombe l'a fait en partie en racontant le combat des soignants dans les hôpitaux au travers d'une bande dessinée. Si j'avais le même courage, moi aussi je prendrais la plume. Peut-être que ce que j'ai vécu vaut quand même la peine d'être raconté, même si personne ne me comprendra. Même si cela ne me rendra jamais célèbre. Mais après tout, c'est inutile, j'ai déjà une rue à mon nom dans le Ve arrondissement de Paris : rue Malus, physicien, 1775-1812. La science est éternelle et moi aussi je ne suis qu'un homonyme.

Victor Malus, le 10 avril 2025.

www.ingramcontent.com/pod-product-compliance
Lightning Source LLC
LaVergne TN
LVHW010914051026
849532LV00003B/694